隣に寝ている人、息が止まっているけど大丈夫？

循環器内科医が語る睡眠時無呼吸症候群（SAS）の話

福岡県済生会二日市病院
循環器内科顧問・睡眠医療センター長
安藤眞一
Ando Shin-ichi

KUP
医学ライブラリ
3
Kyushu University Press
Medical Library

はじめに

睡眠時無呼吸症候群（Sleep Apnea Syndrome：SAS）という言葉が、マスコミなどに取り上げられてからかなりの年月が経ち、多くの一般の方も、この病気のことを少なくとも何となくはご存じになったように感じます。多くの方は、患者さんは太った男性で、夜中にゴジラのようないびきをかき、時に〝ガッ〟といって息が止まってしまい、そのまましばらく息をしない、というイメージをお持ちなのだと思います。いびきが大きい患者さんの隣に寝ているご家族などはうるさくて眠れないだけでなく、息が止まっているので、そのまま死んでしまうのではないかと思って、毎晩ハラハラして眠れない、という訴えも外来でよく聞きます。確かに、こうした患者さんが典型的な閉塞性睡眠時無呼吸症候群（Obstructive Sleep Apnea Syndrome：OSAS）の患者さんです。ただ、一方では、肥満をしていない患者さんも多く、またいびきがない無呼吸もあります。この本では、典型的なＳＡＳだけではなく、いろいろなタイプのＳＡＳもご紹介いたします。

患者さんが私たちのようなＳＡＳを取り扱う医療施設を受診される理由は、大きく分けて３つほどあるようです。一つは、隣に寝ているベッドパートナーの方の息が止まることを心配して、ないしはいびきがあまりにうるさくてご家族の方が眠れないため。もう一つは、ご自身が昼間の眠気や朝起床した時の口の渇きが強かったり頭痛がしたりするため、そのことを相談したかかりつけの先生の勧め、あるいはネットやテレビなどをご自身で見て、自分の症状はＳＡＳが原因なのではないかと考えて。そして、最後に、特に高血圧や不整脈などの循環器系の疾患、あるいは糖尿病などをお持ちの患者さんを診ていらっしゃるかかりつけの先生が、その患者さんの体型を見られて、あるいはいびきなどの症状を聞いた結果ＳＡＳの合併を疑い、それが高血圧や不整脈などに悪影響を与えているのではないかと考えられて外来で簡易検査が行われ、その結果が異常だったので受診される場合です。この場合には、ご本人の自覚症状はあまり強くないことが多いようです。いずれの場合も事故や眠気による能率の低下、特に循環器系の病気の悪化や新たな発症などに結び付く大きな問題となる可能性があるのですが、かといって、ＳＡＳの患者さんの皆さんに問題が起こるわけでもありません。

この本では、ＳＡＳとはどんな病気かということを、できるだけわかりやすくご紹介し、また、眠気の病気とは別の、心臓や血管の病気という視点からご紹介します。そして、日常生活の中でどうやって見つければよいのか、その後医療機関に行ったらどんな検査をするのか、その結果、何に対してどのような治療を行うのか、といった点をお話しし、隣に寝ている夜中に息の止まっている方をどうするべきなのかを、最新の知見をもとに解説します。本書で皆さんがたの睡眠の質が少しでも良くなり、健康でよりよい一日を過ごすお手伝いができれば望外の幸せです。

令和5年7月

安藤眞一

目次

第1章

どうして夜中に息が止まるのか？

1　サルが人になったために生まれた夜中の弱点？

睡眠時無呼吸症候群（ＳＡＳ）は、ヒトではかなり多い病気なのですが、野生の動物にはほとんど見られない病気です。人間がわざと鼻を短くしたブルドックやチンなどの短頭犬種の犬や肥満させたミニブタなどといった特殊な動物では人と同様のＳＡＳが認められ、ＳＡＳの研究に用いられたりしますが、一般的には自然の動物には極めて少ない現象です。この理由の一つはＳＡＳの大きな原因の一つが肥満であって、自然界の動物では肥満することがないためとも言えます。しかしながら、少なくとも日本人では、ＳＡＳ患者さんの約1／3は非肥満の方たちです。そして、中等症以上のＳＡＳは日本人の中年以上の男性では25％以上という非常に高率に見られる疾患なのです。つまり、ヒトは他の動物に比較すると圧倒的にＳＡＳを起こしやすい動物と考えられます。なぜヒトだけがこうなってしまったのでしょうか。この理由としていくつかの説があります。

⑴　石器が生んだ小さい顎

類人猿と比較すると人の顎は明らかに小型です。人は類人猿から派生してきたのですから、最

図1　ヒトとサルの舌と喉の違い

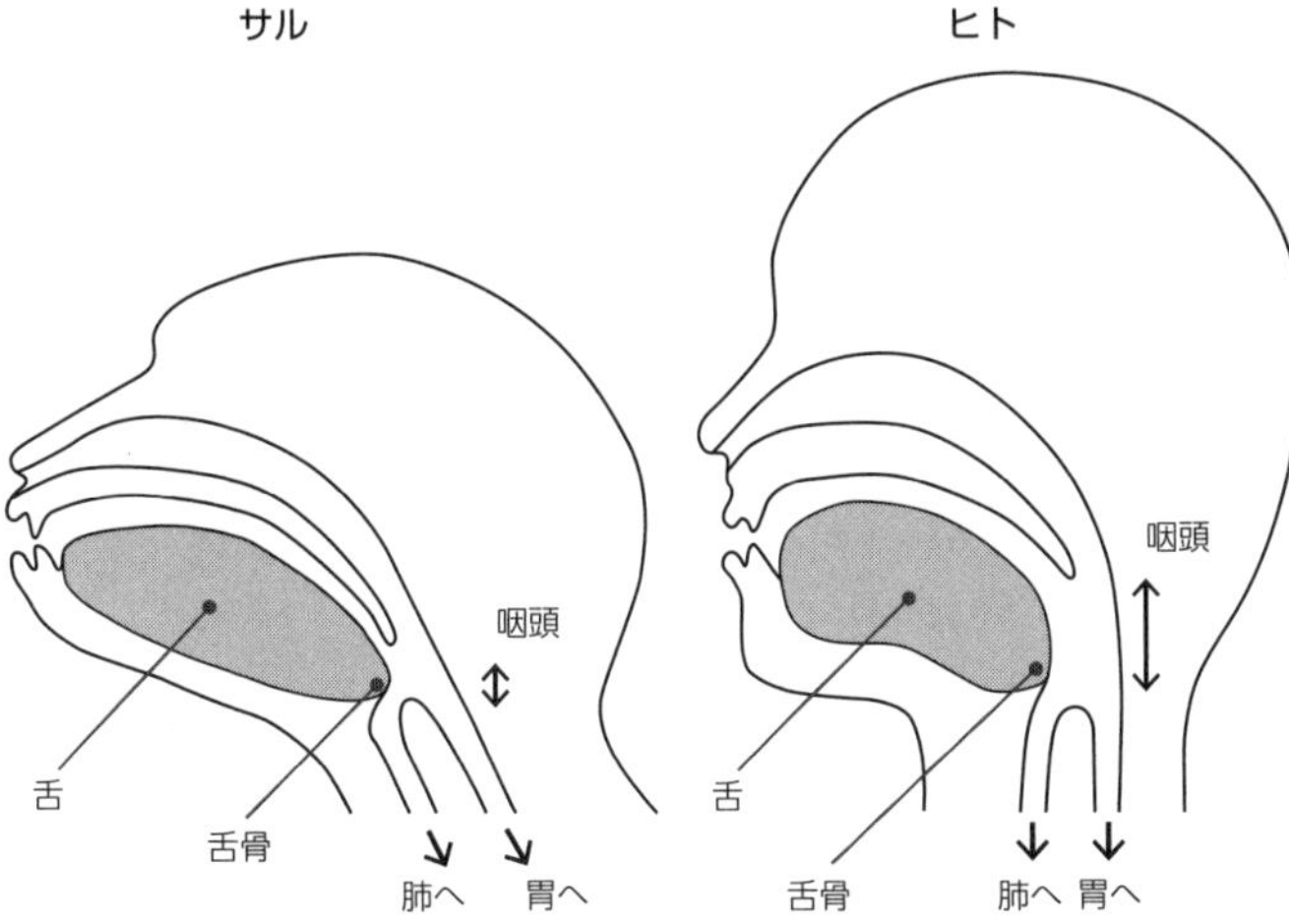

初から顎が小さかったわけではなさそうです。原始時代、顎が大きく骨組みがしっかりしている方が固い木の実や生の肉などをかみ砕くには適しているのですが、石器という道具を手にしたヒトでは、徐々にその必要性が低下し、小型で噛む力が比較的弱い顎しか持たなくても食べていくには困らなくなったと考えられます。しかし、舌の相対的な大きさは類人猿と人では大きくは異なっていません。ということは、小さくなってしまった入れ物（口腔）に同じ大きさのもの（舌）を入れなくてはいけないというやや困った事情が生まれたことを意味しています。さらに

ヒトでは、咽頭・喉頭（喉の奥）が類人猿に比較して下に移動し、声道と呼ばれる声を作り出す場所が広がりました。このことは、ヒトがサルと異なり自在に様々な音声を出せる大きな要因となったと考えられています。人類の大きな特徴である、言葉によるコミュニケーション能力はこうして生まれ、ヒトがサル以上に発展した原動力となったと考えられています。しかし、その結果、相対的に大きくて自由に動くことのできる舌は上を向いて（仰臥位で）寝るときに口の中で簡単に後ろに動く結果を招きました。このため、太って脂肪が喉の周りや舌にたくさんついて気道が狭くなった人だけでなく、生まれつきの小さな顎の骨組みの人など、もともと気道が狭い人でも、特に上を向いて寝ると自分の舌で自分ののどをふさぐという困った事態を容易に起こすようになったと考えられています。さらに悪いことには、多くの人では、横向きやうつぶせより上を向いて寝ることを好みます。野生動物では、自然の環境の中では腹部を見せて寝ることは他の動物から襲われた際に危険であることもあり、多くの動物はうつぶせやせいぜい横向きで寝ます。上を向いて寝るのは、家庭で飼われている、とても安心して寝ることのできる動物だけです。

⑵　直立歩行の影響

ヒトのもう一つの特徴に直立歩行があります。人が直立歩行になったことによって、首の骨

図2　ヒトとサルの姿勢と大後頭孔の位置の違い

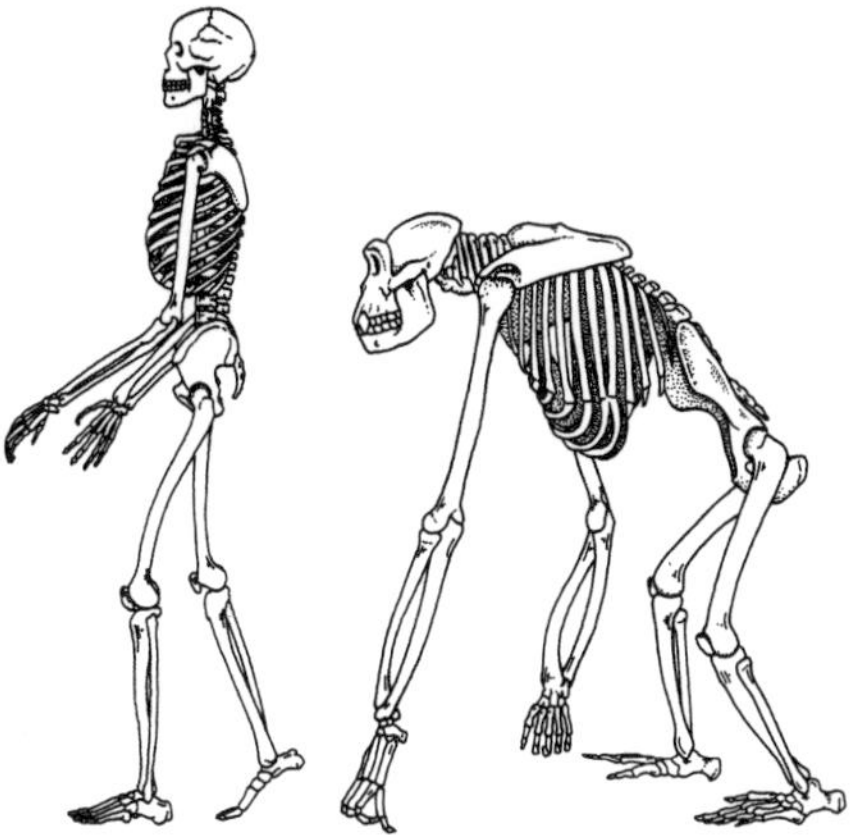

ヒトとゴリラの全身骨格

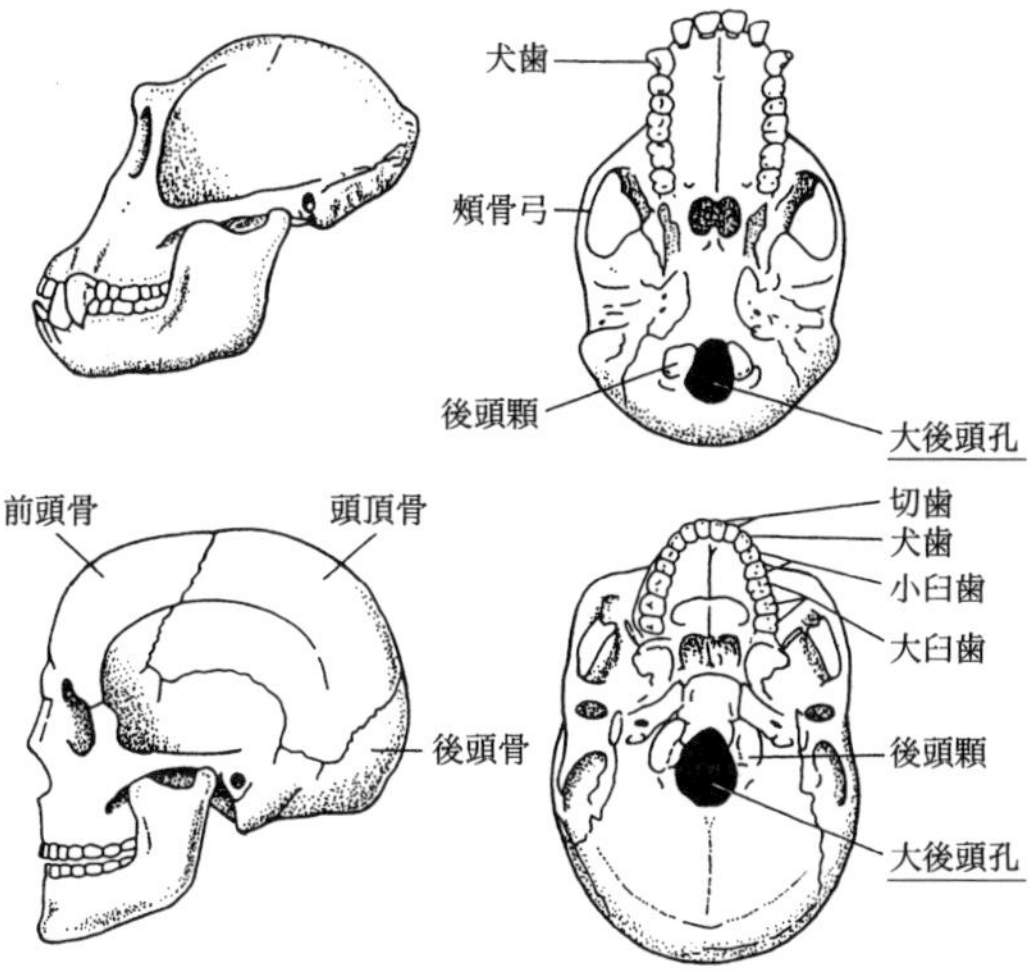

チンパンジー（上）とヒト（下）の頭蓋骨と歯の違い

（頸椎）と顔面の角度が類人猿と大きく変わりました。図2を見てもらえば容易にわかるように、類人猿では、手をついて歩かなければならないために頸椎と顔面には45度前後の角度が付いています。しかしヒトでは、頸椎と顔面は平行です。このことによって、ヒトでは下顎と首の骨（頸椎）の間の距離が狭くなっており、頸椎が頭蓋骨に接続する場所である大後頭孔と口腔の間の距離（歯の生えているところ）が短くなってしまいました。[1] そのためその部分にある筋肉やそのほかの組織はギューギュー詰めの状態で、気道は押され気味になり、肥満などがあると簡単に気道が押しつぶされてSASを発症してしまうという弱点を持ったのではないか、と考えられています。

2　痩せていても無呼吸を起こす？

確かに、相撲の力士のような太った人たちでは、高率にSASが認められ、肥満がSASの最大の危険因子であることは、洋の東西を問わず間違いありません。平均的に、体重が10％増えるとSASの指標である、1時間当たりの呼吸停止、あるいは止まりかかった回数が32％増加することが報告されています。[2] しかし、前にも少し書いたように、もともと人類がSASになりやすくなったのは、顎が小さくなってしまったことも一因と考えられているので、東洋人のように顔

図3　痩せているSAS患者の顔つき

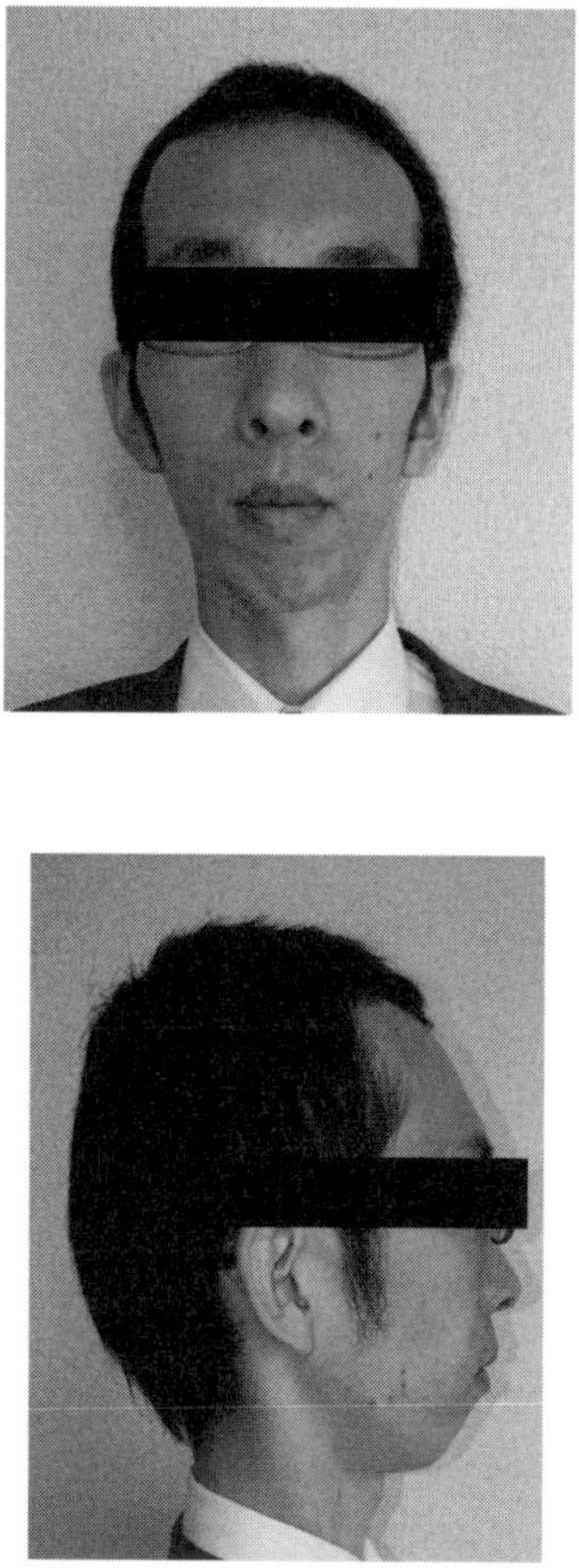

表1　九州大学病院睡眠時無呼吸センターの初診時の訴え

自覚症状	%
昼間眠たい	67
熟眠感の欠如	57
夜間トイレ（１回以上）	55
中途覚醒	41
早朝覚醒	35
夜なかなか寝付けない	29
夜間呼吸困難	19
起床時頭痛	16

他覚症状	%
いびきの指摘	76
無呼吸の指摘	29

（受診患者 352 人、2015 年 10 月 26 日〜2016 年 6 月 7 日）

のもともとの作り、特にのどの部分の作りが白人などに比べて生まれつき細めである人種では、白人などに比べてＳＡＳになりやすいと言われています。実際、日本人のＳＡＳでは、体格の指標であるＢＭＩが25㎏／㎡以下の、肥満していない患者さんも30％いると言われています。[3] 特に顎が細い人や小さい人では、まさかこの人が、と思うような、写真３のような細身の人でも、結構重症なＳＡＳで、いびきや昼間の眠気でお困りのこともあることもありますから、太ってないから大丈夫、とは思わないようにしてください。また、扁桃腺やアデノイドが大きい方なども のどが狭くなっており、ＳＡＳを起こしやすく、特に子供のＳＡＳの大きな原因となっていますので注意していただきたいと思います。

3　いびきもなしに息が止まる?

さて、これまで、ＳＡＳと言えばいびきに関連した病気ということを前提に書いてきました。確かに著者の以前の勤務していた九州大学病院の睡眠時無呼吸センター外来を訪れた患者さんの大半は確かにこうした患者さんです（表１）。しかし、中に、全くいびきのない無呼吸の患者さんもいらっしゃいます。どんな患者さんなのでしょうか。このような無呼吸をお持ちの患者さんは大きく分けて、２つの病気に関連しています。一つは、脳の病気に関連して、呼吸そのものが不安定になっている場合です。例えば脳梗塞などの後などに、喉のつまりは全くないのに息が止まったり再開したりすることが認められます。このような無呼吸は中枢性睡眠時無呼吸症候群、と呼びます。呼吸は脳からの指令で起こっているのですから、脳の病気で起こることはわかりやすいと思います。しかし、昔から知られている、もう一つのいびきのない、中枢性の無呼吸を起こす病気は心不全です。心不全とは、何らかの心臓病の結果として、ポンプとしての心臓の機能が低下した状況で、体に必要な血液を十分に送り出すことができなくなった状態のことを言います。約２００年前、こうした中枢性の無呼吸があること、そしてこの呼吸が心臓の悪い患者さんで起きているだろうということが、チェイン（John Cheyne）先生とストークス（William Stokes）

先生という2人の先生方から報告され、以来、心不全に伴う独特のタイプの中枢性無呼吸のことをチェイン・ストークス呼吸と呼び、医学部にいる間に必ず勉強する有名な無呼吸の一つになっています。ただし、一般の方がこの呼吸を目にする機会はほとんどなく、やはり、いびきがして、ガッと息が止まり、そのうち再開していびきが轟くパターンが圧倒的多数です。

ただし、普通無呼吸が全く指摘されていない方でも、寝初めに一時的にいびきもなく息が止まることもあります。これは、覚醒から睡眠に入ることによって、呼吸をするかどうかの指標になる炭酸ガス濃度レベルが違ってくるために起こると言われています。これは、全く問題のない生理的現象です。さらに、標高の高い、酸素の薄いところに行っても中枢性の無呼吸が起こることがあります。こうした方は、低いところに行けば、自然に普通の呼吸になります。

〈コラム 1〉 チェイン（Cheyne）先生とストークス（Stokes）先生

チェイン先生とストークス先生の名前自体は、チェイン・ストークス呼吸として、循環器医のみならず、医師のほとんどが知っています。しかし、そのお 2 人がどこでどのようなことをした方かはあまり知られていません。ここでは、ごく簡単にお 2 人と無呼吸との関連をご紹介します。

ジョン・チェイン（John Cheyne、1777-1836）

1777 年にスコットランドのリースで、医師の息子として誕生しました。エジンバラの高校で教育を受け、13 歳のときに父親の貧しい患者を診ることで初めて医学に触れたということです。1795 年、18 歳のとき、エジンバラで医学と外科の両方の学位を取得し、イギリス砲兵連隊に配属され、最初は助手として、後に正外科医として勤務したとのことです。その後、アイルランドのダブリン医科大学に勤務し、ダブリン病院報告（Dublin Hospital Reports）というアイルランドで初めての医学雑誌の 1818 年に発行された雑誌に「心臓の一部が急性に脂肪に変化した脳卒中の症例（A case of apoplexy in which the freshly part of the heart was converted into fat）」という論文を書きました。この中で、この心臓の脂肪変性症（今でいう心筋梗塞と思われます）の症例について議論する際、チェイン先生は次のように述べています。「数日間、彼の呼吸は不規則で、15 分ほどで完全に止まり、その後、非常に低い音が聞こえるようになり、それから徐々に呼吸が強くなり、速くなり、その後、それは徐々に再び止まった。彼の呼吸状態のこの変化は約 1 分を要し、その間に約 30 回の呼吸行為があった。」これが、世界初のチェイン・ストークス呼吸の記述です。

ウイリアム・ストークス（William Stokes、1804-1878）

同じアイルランドのダブリン医科大学で、甲状腺のバセドウ病を発見したグレーブス（James Graves）教授の最初の学生として勉強し、後に教鞭をとったストークス先生は、『心臓と大動脈の病気』（アメリカ版、Lindsay and Blakiston 出版、フィラデルフィア、1855 年）の 340 ページに心臓疾患患者に生じた睡眠時の異常な呼吸に関して次のように記載しています。

「しかし、（その患者には）心臓の衰弱状態に関連すると思われる症状があり、これは脂肪変性症の多くの症例で見られる可能性があります。しかし、私はその症例以外でそれを見たことがありません。この疑問点はチェイン博士によって観察されましたが、彼はそれを心臓の特別な病気とは結び付けて考えませんでした。その呼吸は繰り返す吸気で始まり、最大まで増加し、その後、力と長さが減少し、次の無呼吸の状態になります。この無呼吸状態は、付添っている人に死んだものと思わせるほど長い時間続くことがあり、その後、弱い吸気とそれに続くもう一呼吸が生じて、これが新たな呼吸の増加と減少の始まりになります。この症状が最も高度に起こったのを私が見たのは患者の死の数週間前でした。（中略）この症例が心臓の変性であることは疑いありません。すなわち、大動脈開口部の病変（今でいう冠動脈疾患と考えられます）と関連した心臓の弱りと考えられます」（同上書、347 ページ）。

これが、異常な中枢性の無呼吸が心臓病に関連して起こっていることを書いた世界で最初のものです。

以上、George Blumer, The Irish School of Medicine. *Yale Journal of Biology and Medicine* 1932: 765-778 より著者改変[4]。

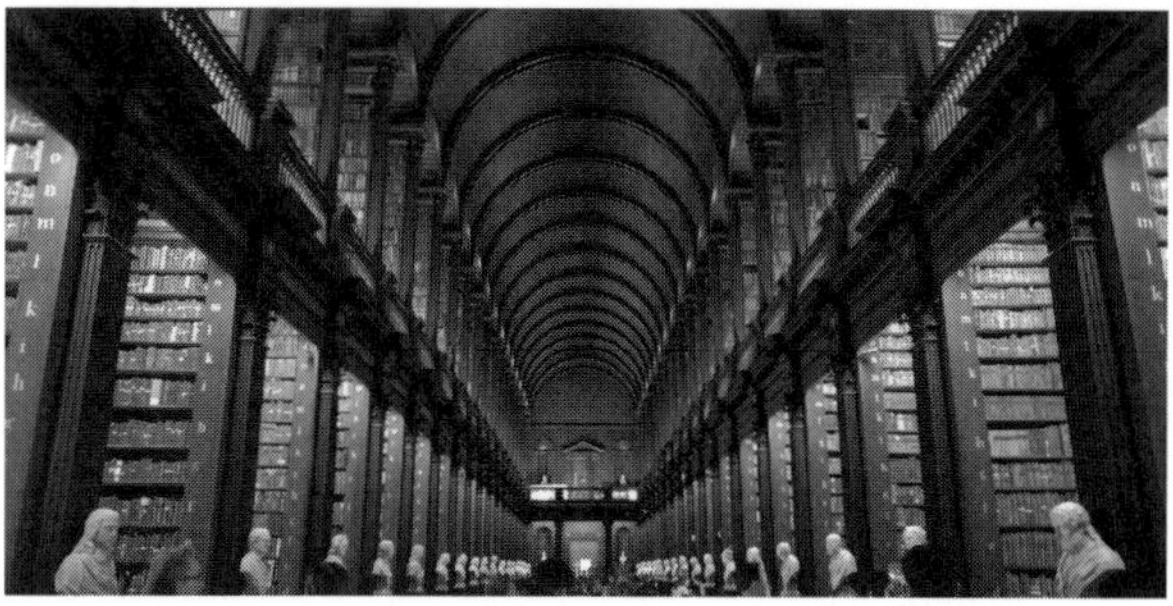

16 世紀創設のダブリン大学の Trinity College の旧図書館のロングルーム（著者写す）。きっとお 2 人もここで勉強や研究をされたのでしょう。

第2章

睡眠障害って
どんな病気？

1　呼吸が止まらない睡眠時無呼吸？

睡眠時無呼吸症候群というからには、患者さんの息は必ず止まると考える方が多いと思います。ところが、一晩のうちに一度も息が止まらない、あるいは時々止まるタイプのＳＡＳ患者さんがいらっしゃいます。どういうことでしょうか。もともとＳＡＳは眠気といびきの病気、というところから診療や研究が始まりました。そこで重要だったのは、眠気のもとになる出来事です。睡眠中に息が止まってしまうと苦しくて、最後にほんの少しの間目が覚めて呼吸を再開することが多いのです。本当に完全に息が止まれば、酸素濃度は大きく低下して、実際に窒息したような状況になり、当然目が覚めてしまいます。一方、我々が低呼吸と呼んでいるような状態があります。これは、呼吸が正常に比べて半分程度以下になっているだけで、いびきはあっても呼吸はある程度しているような状況なのですが、この程度の呼吸の乱れでもそれに伴って頻回に覚醒が生じることもしばしば見られます。ただし、どの程度以上呼吸が弱くなれば低呼吸なのか、という点については、これまで、多くの議論がなされて、たびたびその定義が変更となっています。つまりは、正常と低呼吸との間の線は引きにくいのは事実です。本書が執筆されている時点では、呼吸のレベルが30％以上低下すると低呼吸と呼ばれています。

図1　無呼吸と低呼吸の時のいびき音・気流・胸や腹の動きと酸素濃度

無呼吸

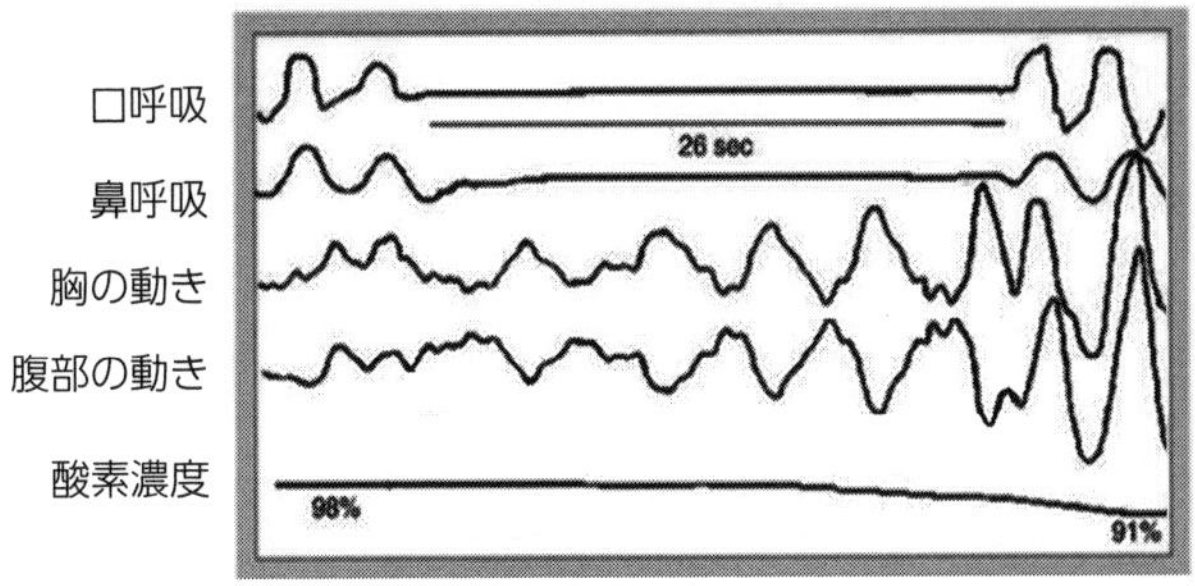

低呼吸

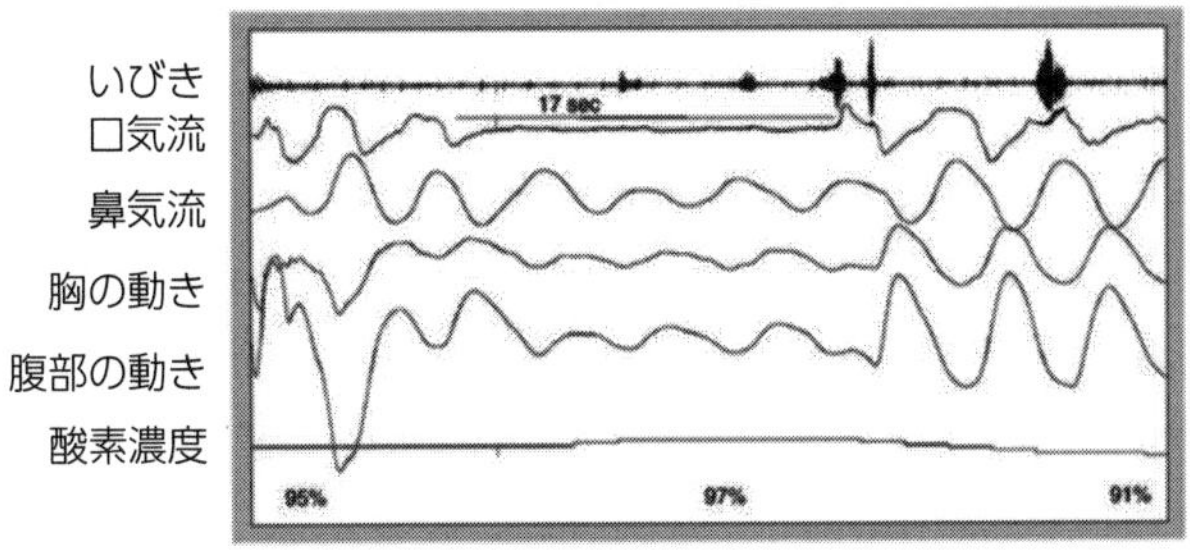

口からの気流はある程度残っている。

図2　無呼吸によって起こる頻回の覚醒

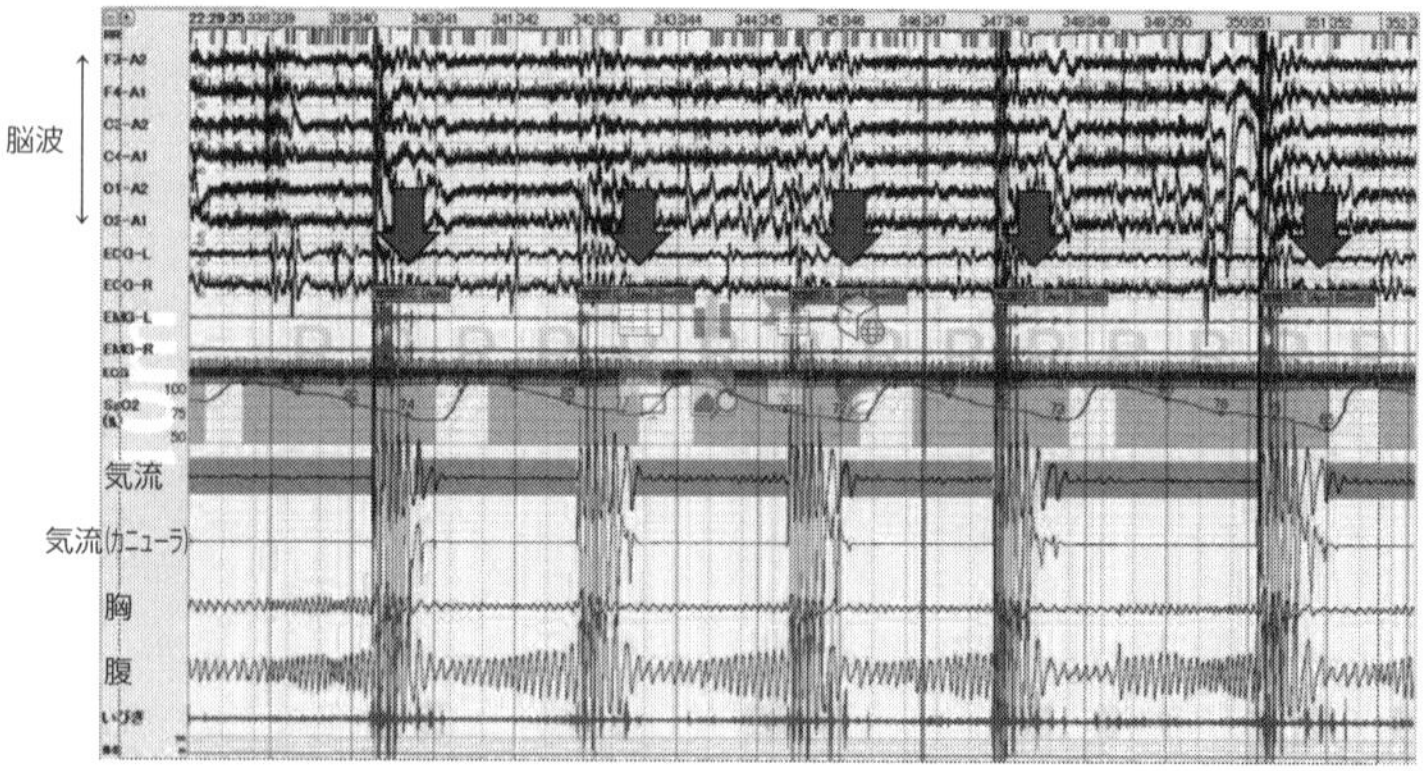

無呼吸に伴う頻回の覚醒：胸と腹の運動はずっと続いているが、気流の２つのセンサの信号は平たんとなり無呼吸となっていることを示している。矢印のところで息を再開しているが、この時繰り返して覚醒が生じている。こうした患者さんでは、一晩に数百回の覚醒が生じる。

図3　低呼吸によって起こる頻回の覚醒

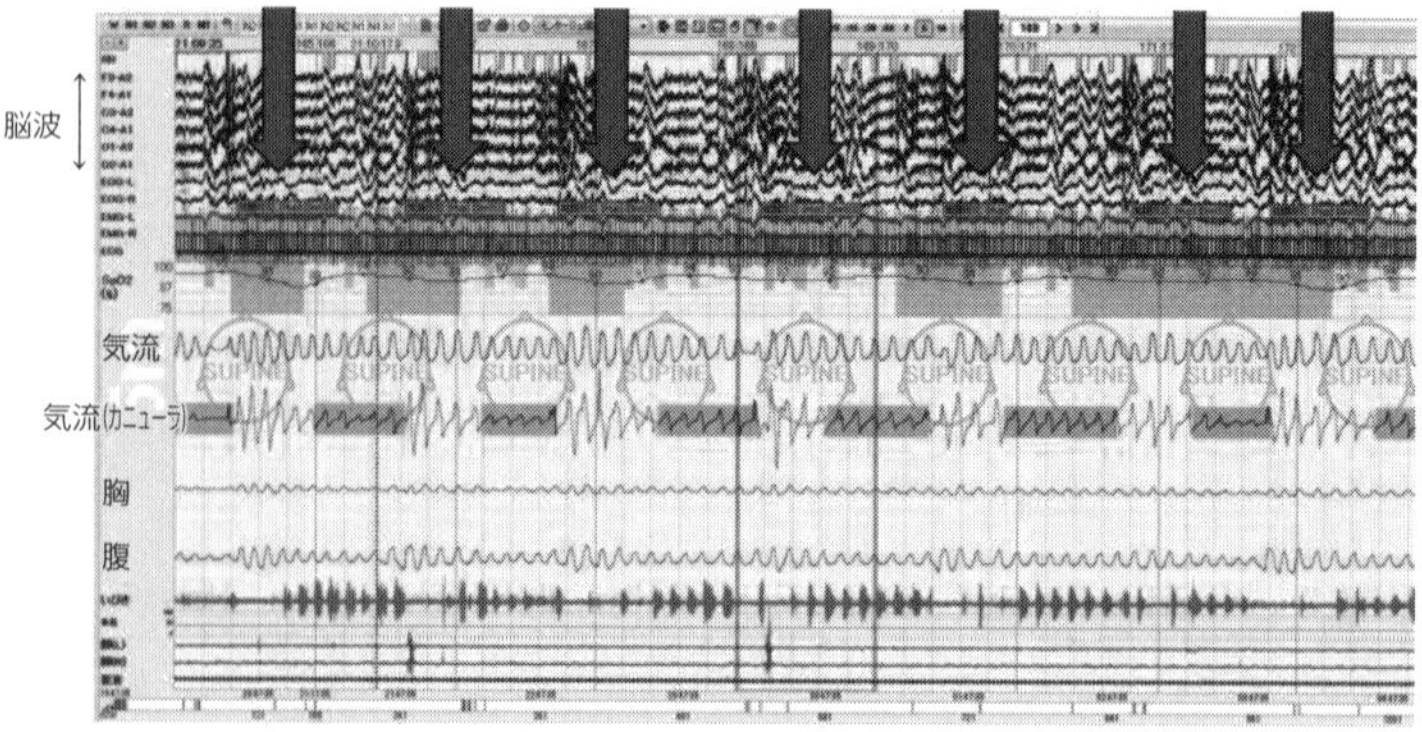

低呼吸に伴う頻回の覚醒：無呼吸の例と異なり、気流の２つのセンサの信号は30-40％程度に弱くなりながらも振れ続けている（低呼吸）。矢印のところでは、呼吸はある程度残っているにもかかわらずやはり頻回に覚醒している。

2　SASの重症度はどうやって数える?

現在広く使われる基準では、先に書いたように、無呼吸というのは90％以上息が小さくなり、元の10％以下になる状態で、一方、30％以上呼吸が弱くなる、つまり元の呼吸と比べて70％以下になると異常として低呼吸と定めています。ただし、入院して行う精密検査では、70％以下に呼吸が落ちた時に目が覚めるか酸素飽和度（後述）が３％以上低下した時に低呼吸としてカウントしています。現在、呼吸再開に際して目が覚めて睡眠を妨げるということに関しては、無呼吸も低呼吸も同じ程度の影響があると考えられるようになりました。このため、ＳＡＳを別名睡眠時無呼吸低呼吸症候群と呼ぶこともあります。さて、では、ＳＡＳの重症度はどう表すのでしょうか。血圧であれば、血圧をmmHgで表して、１４０mmHg以上は高血圧、などといいますが、ＳＡＳの重症度を表すときには、（一晩中の無呼吸の回数＋一晩中の低呼吸の回数）／総睡眠時間（時間）＝無呼吸低呼吸指数（Apnea Hypopnea Index：AHI）という指標を用いることが標準となりました。例えば、ＡＨＩ＝45回／時、と言えば、一時間に45回、つまり一晩平均して１分20秒ごとに１回息が止まるか、弱くなるかしている大変な患者さんということになります。ちょっと想像してもらうだけでも、いかに苦しい眠りになっているかお分かりと思います。

正　常：AHI＜5回/時
軽　症：5≦AHI＜15回/時
中等症：15≦AHI＜30回/時
重　症：30≦AHI（⇒2分に1回以上無呼吸や低呼吸が起こっている）

重症度の定義として世界中で使用されているこの無呼吸低呼吸指数（ＡＨＩ）では、重症度を上記のように決めています。

眠気に注目して重症度をみる際には、脳波上のごく短時間の、患者さん本人には起きたという自覚がない程度の目が覚めた頻度を指標にして使用しています。この指標は覚醒指数と呼ばれてますが、睡眠1時間あたりに平均何回目が覚めているかを表したものです。

我々のところのような専門施設では、時にはＡＨＩが１００回／時を超すような〝大物〟の患者さんもいらっしゃいます。このような方の多くは、かなりの肥満があるか気道の変形に関連した患者さんです。当施設に眠気やいびきを訴えておいでになった方全体の大まかな平均ＡＨＩは35回／時程度です。

図4　一晩のノンレム睡眠とレム睡眠の移り変わりの模式図

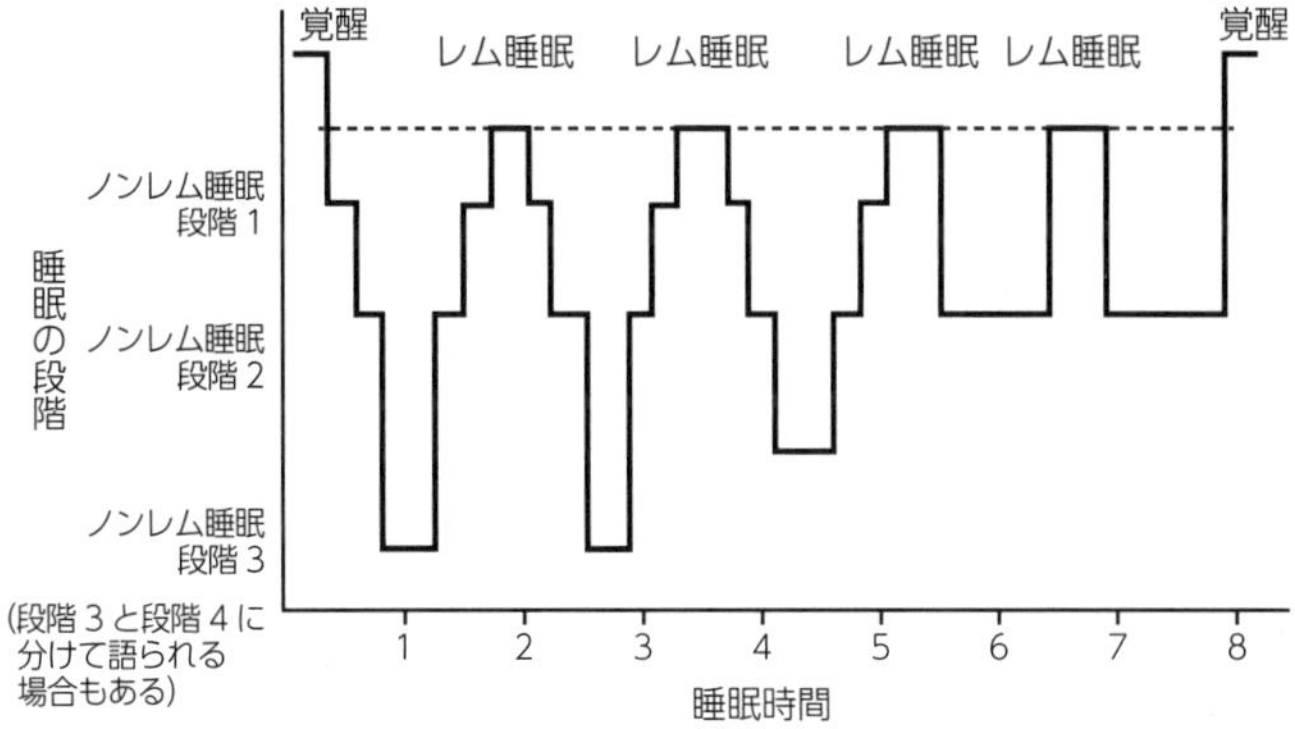

3　正常な睡眠と睡眠時無呼吸症候群患者さんの睡眠は何が違う？

睡眠時無呼吸症候群は睡眠中に起こる出来事ですから、まず、多少睡眠そのものについてお話をしたいと思います。図４に示すように、正常な睡眠では、眠るとまずノンレム（Non-REM）睡眠が生じます。この睡眠は、大脳を回復させるための大事な睡眠と考えられており、一日中活動してきた大脳のスイッチを徐々に切っていって脳の機能を止めて脳を休めていきます。この時脳波を見ていると、脳波の周波数は徐々に低下していきます。我々の脳波には、起きているとき目を開けているとベータ波と呼ばれる13ヘルツ以上の早い脳波が観察されます。目を閉じるとリラクセーションで有名なアルファ波という8～13ヘルツの少し遅い波に代わります。ノンレム睡眠に入ると、ステージ1では、シータ波という4～8ヘルツの脳波が中心となり、さらに第2段階には睡眠紡錘波やK複合体と呼ばれる特殊な脳波が出現します。熟睡であるステージ3に至るとデルタ波という一番遅い波（へ4ヘルツ）が出現し、睡眠が深くなるにつれてその割合が大きくなっていきます。以前はこの徐派の割合でステージ3と4に区別されていましたが、現在の標準的分類では、この2つをまとめてステージ3、徐波睡眠、と分類しています。ある程度の時間の熟睡が終わると、睡眠は徐々に浅くなっていき、ステージ1に至ったのちレム（REM）睡眠に入ります。説明の図にもあるように、熟睡の徐波睡眠は、睡眠の前半でより深く、後半では浅くなっていきます。したがって、脳の回復には前半の睡眠が重要となります。レム睡眠は、寝始めてから約90分程度で出現するのが普通で、数分から数十分続いたのちに再度ノンレム睡眠に入るということを繰り返します。ただし、前の日の睡眠の状況や疲労度、あるいは睡眠障害のある人などでは、必ずしもこのような規則的にはなりませんし、人により80分ごとの周期であったり、100分だったりと、周期は多少異なっています。正常人では、レム睡眠中は筋肉が最も弛緩します。このため、閉塞型のSASはレム睡眠中に悪化することが多く、ご家族が、90分程度ごと、すなわちレム睡眠のたびに定期的にひどいいびきがして息が止まることを観察されて報告されることもよくあります。

〈コラム 2〉 レム睡眠：Rapid Eye Movement（REM）

レム睡眠は日本語では、急速眼球運動睡眠という意味になりますが、1953 年にアセリンスキー先生（Aserinsky）とクライトマン先生（Kleitman）らにより最初に Science という科学雑誌に発表されました(5)。その前にも、目の動きが睡眠中に生じることはいくつか報告されていましたが、彼らは目の横において眼球の動きを記録するための電極について詳しく説明するとともに、急速な眼球運動が起こっている時に被検者を起こしてみると 27 人中 20 人で明らかに夢を見ていたことを報告し、さらには、この急速眼球運動のある睡眠中に心拍数や呼吸数が増えることを観察しています。レム睡眠中は眼球は動いていますが、実は体を動かすための神経が働かず、このため体は一番ぐったりしており、はたから見ると極めてよく寝ているように見えます。しかし、脳波を見ると、一番深い睡眠と思われたこの睡眠中は、予想に反して目を閉じている覚醒時と同様の脳波の活動性を示したため、これを見出した人たちは大変驚きました。このため、この睡眠の時相は別名“逆説睡眠”とも呼ばれました。レム睡眠は、鳥類以上に観察されることが報告されています。その後の研究で、レム睡眠は記憶の定着に関連していることや自律神経のうち交感神経の活動が亢進しており、呼吸数・血圧・脈拍などがノンレム睡眠中より増加すること、陰茎が勃起することなどが報告されました。レム睡眠の持続持続時間は朝方になるにつれて長くなる傾向があります。レム睡眠は大脳皮質から見ると浅い睡眠なので覚醒しやすく、レム睡眠中に覚醒すると、その時の夢を覚えていることが多く、逆に、ノンレム睡眠中に目覚ましなどで覚醒すると起きるのが大変なうえに、今夜は夢は見なかったと考えてしまいます。レム睡眠は、胎児のごく初期には脳の活動の全部を占めるほどで、生後は新生児で最も多く、覚醒とレム睡眠とノンレム睡眠が同じ程度になっており、すなわち睡眠中の約 50%をレム睡眠が占めていますが、その後加齢とともに徐々に減少していき成人期以降は10～15%に減ってしまいます。悲しいかな、年を取ると、誰しも自然に“夢を見なくなる”ということでしょうか。

4　いびきをして眠ければ、みんな睡眠時無呼吸症候群？

我々の外来には、眠気といびきを訴えて来院される患者さんが多いことは先ほども述べましたが、検査をしてみると、実はその人の眠気は睡眠時無呼吸症候群では説明ができない場合や似ているけれど少し違う疾患で、専門施設以外では、ＳＡＳとしては軽症あるいは全く問題なし、と判断されてしまって、そこで診断と治療がストップしてしまい、しかし患者さんは相変わらず眠気でお困りのままというケースも時々あります。このような症例の実例を挙げてご紹介します。

①　パターン１：いびきをして眠いのだけれど、近くのクリニックで施行された簡易検査では大きな問題はなしと言われた患者さん

症例１：45歳の会社員のＡさんは、ここ5年ほど体重が多少増加してきたのに伴い、奥さんから、あまりひどくはないけれどいびきが目立つようになったことを指摘されるようになりました。また、通勤中の電車での眠気が強くなり、職場でも、書類を読んでいるときや重要な会議中にさえ強い眠気に襲われることが多くなりました。このため、いびき外来を標榜している近くのクリニックに行き、自宅でできる簡易検査を受けました。その結果、1時間に3～4回程度の無呼吸で、正常範囲ですよ、問題ありません。安心してください。と言われました。しかし症状はずっと続いているため、クリニックにお願いされて、私の外来をご紹介されて来院されました。身長170㎝、体重82㎏でBMIが28・4と多少太り気味の方で、顎が小さめの方でした。お話を聞くと夜中によく目が覚めるようで、夜中のトイレの回数も平均2~3回と多いようでした。入院していただき、精密検査を行ったところ、確かに呼吸が止まることはほとんどなく、酸素飽和度はほぼ正常範囲を推移しました。低呼吸(30%以上弱くなる)も多くありませんでしたが、ルール上、低呼吸にカウントできない10~20%程度呼吸が低下することがいびきとともに頻回にみられており、この時に1時間平均35回の覚醒(目が覚めた自覚はほとんどないのですが)を認めました。また、そのため、熟睡(ステージ3)が睡眠全体の4%と低下していました。このため、この患者さんは、呼吸の多少の問題に伴って敏感に頻回に目が覚めてしまう結果眠気が生じる疾患である、上気道抵抗症候群、と診断し、マウスピース(第4章参照)による治療を行ってもらうことにしました。自院の歯科にて、マウスピースを作成してもらい、症状をお聞きすると、完全ではないけれども、以前に比較すると、職場での問題はほぼなくなる程度の症状の改善が認められた、とのことでした。この方がさらに体重増加をきたすと、おそらく今度はしっかり無呼吸や低呼吸が増えていき、通常みられるようなSASを呈してこられる可能性が高いものと思われました。

症例２：腎臓病の治療中で、いびきがあり眠気が出てきたため受診の症例

60歳女性で、元来高血圧があり、５年前から慢性腎臓病と診断され通院中。徐々に腎機能は悪化し、透析の話も出てきたとのことでした。腎機能の悪化と同じようなペースで眠気が強くなってきたとのことです。ご主人から、最近いびきが強くなってきたといわれますが、同室で寝ていないため、細かなところはわかりません。夜間睡眠時に足にムズムズしたような違和感も時々感じて目が覚めることがあるとのことでした。こうしたことを日頃血圧や腎臓を診てもらっている先生に相談し、簡易の無呼吸の検査を行いましたが、無呼吸低呼吸指数（ＡＨＩ）（簡易検査では呼吸イベント指数（ＲＥＩ）と言います）にすると22回／時程度の中等度のＳＡＳが疑われるとのことで、私の外来を紹介受診されました。入院検査を行うと、ＡＨＩ＝25回／時と中等度のＳＡＳは認めたものの、覚醒指数は53回／時と無呼吸や低呼吸の数より圧倒的に多い状態でした。足につけていた電極の観察から、周期的に足がぴくついており、これに伴って覚醒が生じていることがわかりました。この結果から、ＳＡＳと周期性四肢運動障害の合併と診断し、まず、ＳＡＳに対してＣＰＡＰ（シーパップ：後述第４章）治療を行ったところ、多少、違和感はあるとのことでしたが、うまく使用できるようになりましたが、眠気にはあまり変化はありませんでした。このため、再度ＣＰＡＰを使用下で入院で睡眠検査を行ったところ、無呼吸や低呼吸はＣＰＡＰを使うことでほとんどなくなっているものの、下肢の運動に伴っての覚醒は43回／時残存しており、眠気症状に変化のない原因と考えられました。血液検査でヘモグロビン値が10・3g／dlと貧血気味で、血清鉄も33㎎／dlと低かったことより、まず鉄剤を投与したところかなりの改善を認めましたが、それでも多少の眠気が残ったため、薬物療法の適応と考え、貼り薬を使用したところ、ぐっすり眠れるようになり、昼間の眠気も消失したとのことでした。

腎機能がかなり悪くなると、水分が体にたまりやすくなるため、気道の周りが水分で腫れ気味になることからSASが悪化することが報告されています。しかし、この患者さんの眠気の原因は睡眠中の足の動きに伴う頻回の覚醒のようでした。周期性四肢運動障害は、睡眠中に下肢または上肢に起こる反復性の筋肉の収縮や下肢の指や足首が曲がるような運動で、人によってはそのたびに覚醒してしまい夜間の睡眠分断を生じ、日中の過度の眠気の原因となります。腎疾患の患者さんには、このような患者さんも多く、また、鉄欠乏状態との関連も強いことがわかっています。一方、足は頻回に動いているのに全くといってよいほど覚醒しない患者さんも見られます。このように、人によって覚醒の度合いはかなり異なるのもこの病気の特徴です。

②　パターン2：いびきはほんの少ししかしないけれど眠たい患者さんたち

症例1：ここ3年ほど、非常に強い眠気がいつとはなく生じ、日常生活に支障をきたしている若者

25歳男性で、５～６年前からその傾向はあったものの、３年前に就職をしたあたりから、朝起きるのがつらくなり、通勤中の電車でも寝てしまい、乗り過ごしそうになることもしばしば生じています。重要な会議の最中にも数回寝てしまい、ひどく叱責されたとのことでした。睡眠不足のためかと思い、睡眠時間もなるべく延ばして、日頃７・５時間は睡眠しているにもかかわらず症状がほとんど改善しないために、産業医の先生に相談したところ、睡眠障害が疑われ、私の外来を紹介受診されました。診察をすると、身長１７３㎝、体重78㎏と多少太り気味ですが、顎や口腔内に、ＳＡＳをきたしそうな問題はなさそうで、また、飲酒したときにいびきがひどいと言われる程度で、普段はいびきの指摘はほぼないとのことでした。問診をすると、笑った時などに膝がガクッとして転びそうになることがよくあるとのことでした。また、睡眠の初めに変な夢を見ることが多く、金縛り状態になったことも時々あったとのことです。眠気は、突然起こってきて、どうしようもなく、短時間でも眠ってしまうと、かなり爽快な感じで目が覚めるとのことでした。以上のような症状から、ナルコレプシーという病気の疑いと診断し、入院の上睡眠の検査と、その翌日の反復入眠潜時検査（眠気と脳波の検査）を行うこととしました。その結果、ＳＡＳとしては、ＡＨＩ＝３回／時と正常範囲でした。反復睡眠潜時検査では、５回の検査の平均の入眠時間（暗い部屋で目をつぶってから脳波上眠ったと判断されるまでの時間）は３・２分と短縮しており、うち、３回で通常では見ない寝初めのレム睡眠を認めました。以上の結果より、ナルコレプシーと診断して、薬物治療を開始したところ、眠気は改善し、大きな問題なく仕事を続けることができるようになりました。

ナルコレプシーは10歳台で発症することが多い過眠症で、日本人の600人に1人いると言われている比較的頻度の高い病気です。患者さんは、日中非常に強い眠気に襲われ突然眠ってしまいます。また笑ったり怒った時などに、脱力を生じる「情動脱力発作：カタプレキシー」を伴うことが多く、診断の助けになります。さらに、入眠時に悪夢を見たり、金縛り（睡眠麻痺）が生じたり、睡眠をうまく維持できなかったりする特徴があります。現在では、この病気は、脳の中にあるオレキシンという神経ペプチドを作る脳細胞の機能の低下や消失などにより、脳のオレキシン濃度が著しく低下することによって覚醒が維持できないことで起こる病気と考えられています。このため、この覚醒物質であるオレキシンの測定も診断基準に取り入れられています。同じく眠気を生じてもオレキシン濃度が正常のナルコレプシーも一部にはあります（2型）。診断がつけば、いくつかの治療薬が有効であることがわかっており、専門医が治療を行っています。

症例2：学校でとても眠たい、ちょっと太り気味のいびきをする高校生

17歳のA君は、希望の高校に通ったのち、通学時間も長くなったためそれまでやっていたテニスをやめて少しずつ太ってきて、いびきをすることを指摘されるようになりました。高校2年になり、朝起きるのがつらくなり、通学のバスや電車の中、ついには授業中等にも頻繁に居眠りをするようになり成績も低下してしまったことから、担任の先生から、何か病気がないかを調べたほうがよい、と言われ、私の外来を受診されました。身長１７５㎝、体重78kgと多少肉付きの良い感じの高校生でした。まず、話を聞くと、他の高校生同様、スマホをいじる時間も長くなっており、夜勉強などがすむとスマホ片手にベッドに入り、ついつい遅くまでスマホをいじって、スマホを握ったまま眠っているとのことでした。朝は、遠い高校への通学のため6時半には起きなければならないとのことでした。情動脱力発作や睡眠麻痺といったナルコレプシーを疑わせるような症状はなく、いびきは大きくなったものの、家族からは無呼吸までは指摘されていませんでした。また、眠気の症状は週の後半が強いとのことでした。そこで、まず、ＳＡＳの簡易検査の機械と睡眠日誌を渡し、無呼吸のスクリーニングを行うとともに毎日の睡眠状態を記載してもらいました。２週間後に再来してもらいましたが、ＳＡＳの検査ではほぼ正常で、ＳＡＳが原因の眠気とは考えられませんでしたが、平日は床にはいるのは11時30分頃で、その後毎日2時間近くスマホをいじっていることがわかりました。すると、睡眠時間は毎日5時間程度になっており、週末はそれを取り返すため10時間近く寝ていました。以上のような点から、遠距離への通学と夜間のスマホによる睡眠不足症候群と考えました。このため、まず親御さんとも相談し、夜11時になったらスマホの電源を切って寝室には持って行かないようにしてもらいました。また、平日７

時間睡眠を確保できるように、11時30分までには眠れるように勉強時間の調節をしてもらいました。この結果、毎日ではないものの、7時間ほどの睡眠が確保できるようになり、多少の眠気はあるものの、少なくとも授業中に寝ることはほとんどなくなりました。それでも週末は9から10時間ほどは寝ているとのことです。

睡眠不足症候群、という名前は本当にあるの、と思われるかもしれませんが、立派な病名です。そもそも人は何時間寝れば睡眠不足ではないのでしょうか。人の最適な睡眠時間については、米国睡眠財団から、これまでの多くの研究結果に基づいた勧告が出ています（http://sleepfoundation.org/how-sleep-works/how-much-sleep-do-we-really-need）。これによると、健康成人では、7～9時間ということになっており、日本人が感じる適正睡眠時間よりやや長い印象があります。それもそのはず、日本人は先進国の中でも睡眠時間が最も短い人種なのです。厳しい受験勉強の名残か、6時間程度寝ていれば十分だろう、と思っている人も多く、いつも眠気を感じてどうにかこうにか仕事をしている方も多くいらっしゃいます。この事態をさらに悪化させたのがスマホです。スマホには、夜ベッドの中でもできるという特性があるため、どうしようもなくなり眠るまでいじり続ける、いわゆる中毒症状になっている人もいます。また、以前の型のスマホでは、夜でも覚醒作用の強い青色LEDが発光しているものがあります。新しいスマホでは、夜になると青色が減弱する仕組みになっているものもありますので、せめては夜間に青色が弱くなるものやフィルターを使用することが勧められます。特に若い人で青色の光の睡眠への影響が強いと報告されていますので、ぜひ設定変更やフィルターの使用を行っていただきたいと思います。日頃が睡眠不足かどうかを見分ける一つの簡単な方法は、平日と休日の睡眠時間を聞くことです。そして、休日の睡眠時間が平日の睡眠時間より長いかどうかを見て、もし2時間以上長ければ日頃は睡眠不足に陥っていると判断できます。平日に十分な睡眠をとっている人では、休日も朝から起きて活発に活動をできますが、日ごろ寝ていない人では、週末にいわゆる、睡眠負債の返済を行うために長時間の睡眠となっています。

〈コラム 3〉　睡眠障害の分類

睡眠医学の歴史は、医学の他の分野に比べると比較的新しいものです。睡眠医学の初期には、睡眠の研究の重点が夢の分析に置かれ、ジークムント・フロイト（Sigmund Freud）が著した「夢判断」は研究者にとどまらず、一般の読者にも広く読まれました。その後、睡眠そのものの意義やレム睡眠・ノンレム睡眠や覚醒がどうやって起こっているのか、そして、それが障害されることによる疾患が次々と認識されるようになりました。その後米国でも睡眠の研究が盛んになり、米国睡眠医学会（AASM）を中心として睡眠障害が分類されるようになりました。現在、我々睡眠医学の臨床や研究を行っているものが使用している標準分類は、AASM が 2014 年に発表した睡眠障害国際分類第 3 版で[(6)]、2017 年にはその日本語訳が日本睡眠学会から出版されています。この中では、睡眠障害は、①不眠症、②様々なタイプの SAS を含む睡眠関連呼吸障害群、③ナルコレプシーや、長時間睡眠しないと強い眠気を生じるような状態を含む過眠症、④治療をしなければ 1 日の睡眠と覚醒のリズムがくるってしまうような状態である概日リズム睡眠・覚醒障害群、⑤夜中眠っている際などに話したり体を動かしたりする睡眠時随伴症群、それに⑥特に足に夕方以降に違和感が生じるむずむず脚症候群などを含む睡眠関連運動障害群、および⑦その他の睡眠障害の 7 つに大きく分類されています。その各々の中に多くの疾患が分類されており、合計 80 程度の疾患の名前が挙げられています。

第3章

睡眠時無呼吸症候群（SAS）は心臓・血管の病気と関係があるの？

1　低酸素で自律神経異常？

今までお話をしてきたように、ＳＡＳが引き起こす大きな問題のひとつは、睡眠が十分にとれなくなってしまった結果、昼間に眠気が生じて事故を起こしたり、仕事や勉強の能率が低下してしまうなど〝眠気〟に関連して起こることでした。しかし、当然ながら息が止まれば体の酸素はすぐに低下し、老廃物である二酸化炭素がたまってしまいます。呼吸が止まっている時間が長いほど、酸素濃度（酸素飽和度）の低下は大きくなりますし、二酸化炭素もより多くたまります。重症のＳＡＳ患者さんの中には、一晩中大きく酸素飽和度が低下する人がいます。図1は重症患者さんの夜間の睡眠検査（ポリソムノグラフィー検査：ＰＳＧ）の2分間余りの記録です。気流が停止している無呼吸の部分が終わって、呼吸が再開した時に繰り返して覚醒が生じており（矢印）、睡眠が極めて頻回に途切れていることがわかります。この患者さんは、きっと昼間とても眠いことが想像できます。一方、もう一つ注目していただきたいことは、酸素飽和度の変化です。無呼吸を生じるたびに大きく酸素飽和度が低下していることがわかると思います。図2は、この患者さんの一晩中の記録を示したものですが、脳波の記録を見ると頻回の覚醒によって睡眠段階の大半はステージ1、つまりとても浅い睡眠しかとれていないことがわかりますが、酸素飽

図1　重症閉塞型睡眠時無呼吸症候群の患者さんの無呼吸による頻回の覚醒

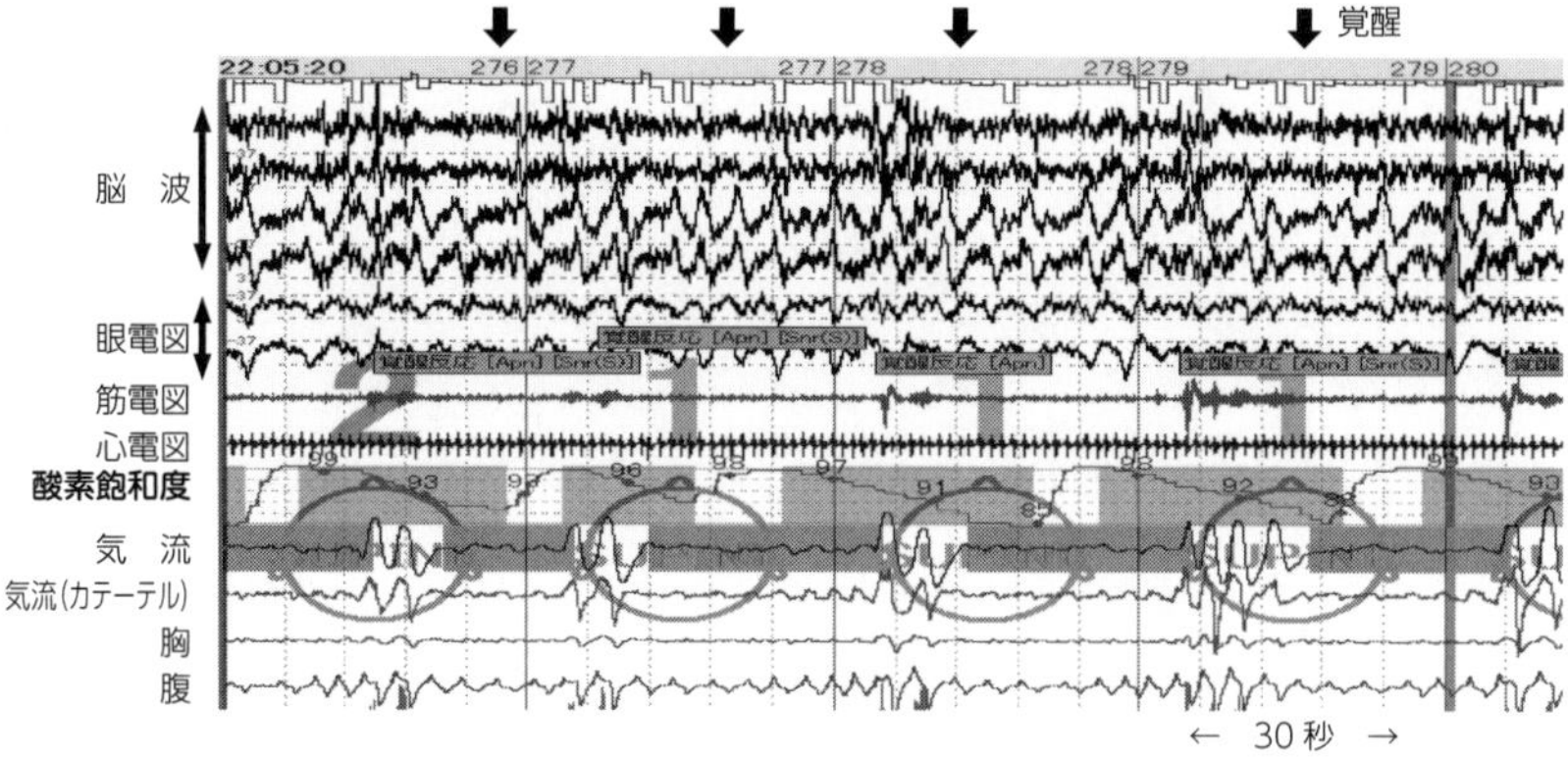

図2　非常に重症な閉塞型睡眠時無呼吸症候群の患者さんの一晩の睡眠段階と酸素飽和度、体位の推移

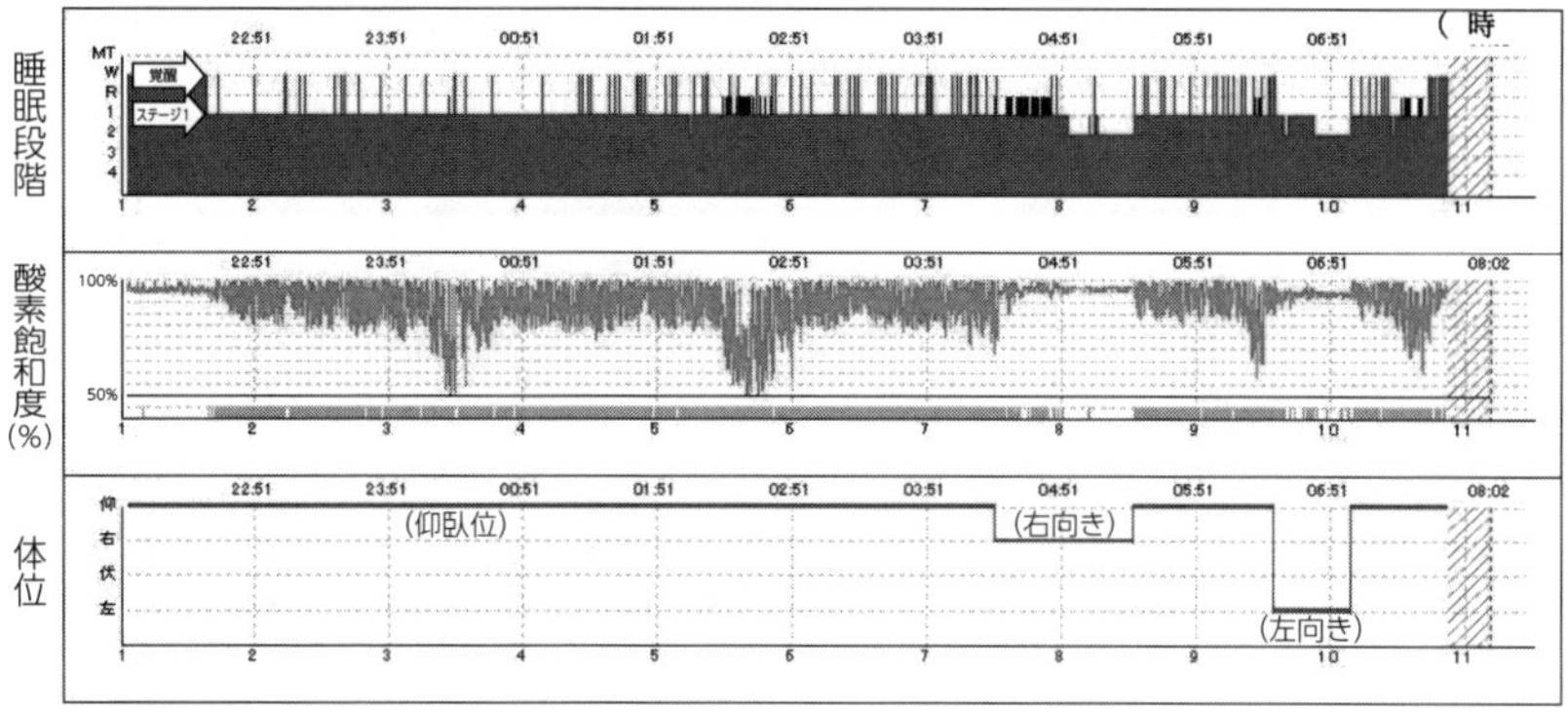

和度の記録を見ると、常に大きく低下しており、時に50％近くになっています。こうした患者さんでも、無呼吸の後の呼吸再開によって、酸素飽和度は１００％近くに戻っており、低い酸素飽和度が継続しているわけではありません。しかし、60％といった高度の低酸素状態は、持続すればただちに命の危険が生じる極めて低い酸素レベルなのです。最近では新型コロナウイルス感染症が猛威を振るっていた時に、酸素飽和度がしばしばマスコミにも登場して、すっかり皆さんにおなじみの言葉になってしまいましたが、もし、家庭や病院で酸素飽和度が持続的に90％を切ると、酸素療法を始めることを考えなければならないレベルなのです。

では、この時に、患者さんの体にはどのような変化が生じているのでしょうか。我々の体は、危機的なことが起こると全身の自律神経やホルモンを総動員して、どうにかしてその危機を乗り切るように仕組まれています。自律神経のうち、交感神経が主にこの役割を担っており、戦いや危機からの脱出に必要な体の変化をもたらしています。その結果、脈拍、血圧、呼吸数などは上昇し、目の瞳孔は開いて、臨戦態勢になります。反対に、副交感神経は、リラックスできたときに活動が高まり心拍数などは低下して、休息モードとなり、疲労回復、消化、生殖に必要な活動は亢進します。ＳＡＳ患者さんでは交感神経活動は、呼吸停止、酸素濃度低下に反応して活動が上昇します。図3は、米国のメイヨークリニックのソマーズ（Virend Somers）先生という心臓や血管の病気とＳＡＳの関連についての世界的権威の先生が１９９５年に発表された図を私が多

図3　無呼吸に伴う交感神経活動の変化

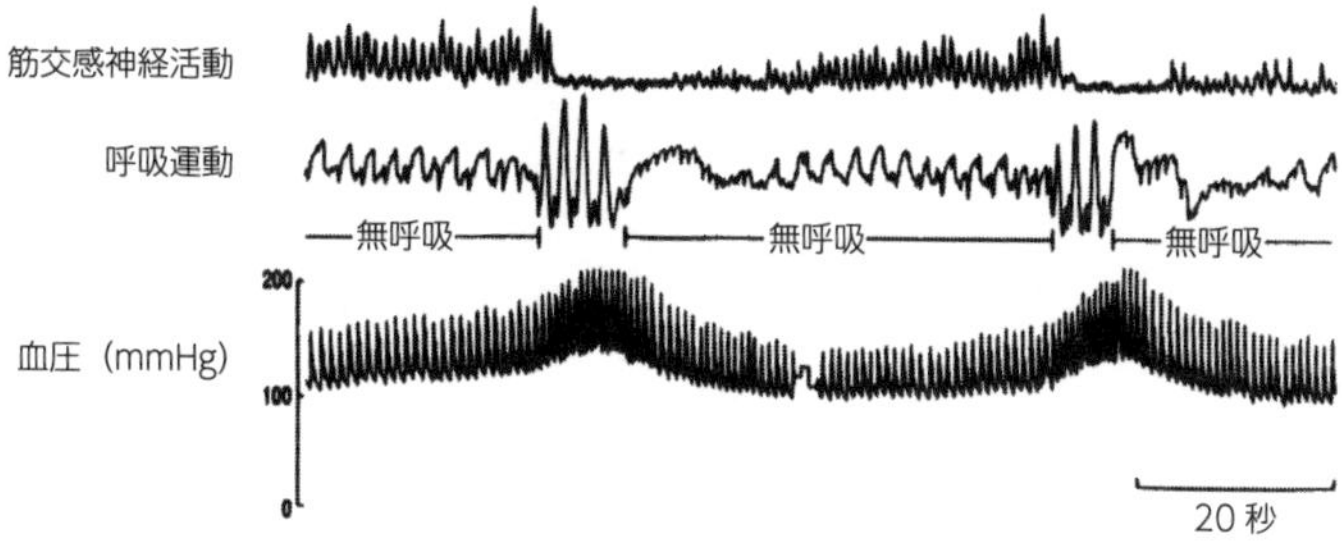

少変更したものです。[7] この図の一番上は、ヒトの交感神経活動という電気現象を実際に記録したものです。我々人類を含むすべての動物の神経活動の本質は、脳や末端の神経のセンサに起こった電気活動が電線である神経を通って必要な場所に届けられて生じるものです。したがって、電線である神経に針を刺すことでその電気活動を体の外からでも見ることができるようになります。このようにして記録したものが、この図の筋交感神経の活動ですが、この部分を見ると、無呼吸が続くにしたがって交感神経活動が徐々に上昇していっている様子がよくわかります。この交感神経の記録は膝の部分で行っていますが、同様のことは全身で起こっていると考えられます、神経の興奮は、そこから先の血管を収縮させ血圧が上昇します。実際、一番下に記録されている血圧も徐々に上昇し、最後に無呼吸が終わったときに急激に上昇をしていることがわかります。実はこの時には脈拍も増加しており、窒息から何とか逃れた、と

いった興奮状態なのです。重症のSAS患者さんでは、こうしたことが毎晩何百回となく生じており心臓や血管に大きな負担をかける場合があります。実際、米国で1988年に発表された論文は、重症のSAS患者さんと中等症以下のSAS患者さんがどうなったかを10年近く観察して、その結果を比較検討したものでしたが、中等症以下の患者さんでは、その間4～5％の人しか亡くならなかったのに対して、重症SAS患者さんでは、30％以上が亡くなっていたという衝撃的なものでした(8)。しかも、その死亡原因は脳出血や心筋梗塞といった心臓血管病であったことから、SASは眠たいだけが問題なのではなく、重要な循環器系の病気だという認識がまず北米から広がり始めました。著者は循環器内科医ですが、先の論文の出たすぐ後の1994年に私の恩師のご紹介でSASの循環器疾患に対する影響を研究しているカナダのトロント大学の研究室に留学することとなり、以後、SASの循環器疾患に与える影響の研究や診療に携わるようになりました。しかし、当時は循環器内科医とSASは一見無縁と考えられており、なぜ心臓や血圧の医者が睡眠や呼吸の病気を診ているのかと怪訝な顔をされたものでした。

さて、眠気が問題のSASと循環器疾患など身体に問題を及ぼすSASはどう違い、どう同じなのでしょうか。これまで説明をしてきたようにSASで息が止まると、しばしば呼吸再開時に繰り返して目が覚めます。一方、息が止まれば繰り返して血液中の酸素が減少します。他にもいろいろな変化は起きますが、最も重要なことはこの二つと考えられます。SASの重要な問題である眠気は頻回の覚醒によって正常な睡眠がとれないことが主な原因となって生じています。一方、循環器系疾患に対しては、むしろ低酸素状態が頻回に生じることが問題と考えられるようになってきました。この眠気も低酸素も交感神経活動の興奮という戦いモードに体を持ち込むのですが、先にも示したように、高度の低酸素状態では、これは命が危ない、ということで交感神経は大幅に興奮してしまいます。

本章では、眠気のＳＡＳから少し離れて、体に悪いＳＡＳ、という観点から少し詳しくＳＡＳと心臓血管病との関係をお話したいと思います。ここでは、何回息が止まるか、という回数よりも、むしろ息が止まったり弱まったりした結果、どの程度の低酸素状態になるのかが重要だ、ということが基本となります。もちろん、この時に二酸化炭素も溜まっているのですが、この影響は低酸素の影響と似ており、また、普通の検査の際には測定されないことがほとんどですので、本書では低酸素を中心に話を進めていきます。

2　循環器・内科領域の病気と睡眠時無呼吸症候群

特に閉塞性のＳＡＳについては、古くから様々な分野の医師や研究者たちが診療や研究にかかわってきました。というのも、〝閉塞型〟〝睡眠時〟〝無呼吸〟なのですから、いびきをして閉塞

〈コラム 4〉 パルスオキシメーター

血液中の酸素の濃度は、現在パルスオキシメーターという機器で非常に簡単に測定することができます。測定時には指先に洗濯はさみのようなものを挟んで酸素濃度を調べるのですが、2020 年に新型コロナウイルス感染症が蔓延して、肺炎の重症度を見る際にパルスオキシメーターという機器で酸素飽和度を見るのだということが連日マスコミで流れた結果、パルスオキシメーターという名前を多くの方が知るところとなりました。実はこの機器は日本のコニカミノルタと日本光電という会社が最初に開発したものです。1980 年代半ばまで、酸素飽和度が知りたければ、一般の病院では動脈に針を刺して調べるしかありませんでしたが、パルスオキシメーターの開発によって手間をかけずに血液中の酸素の濃度という非常に重要な情報を得ることができるようになりました。当初は大きな機械で手術中のモニターに使用されましたが、徐々に小型化され病棟や家庭で

図4 パルスオキシメーター（連続記録用）

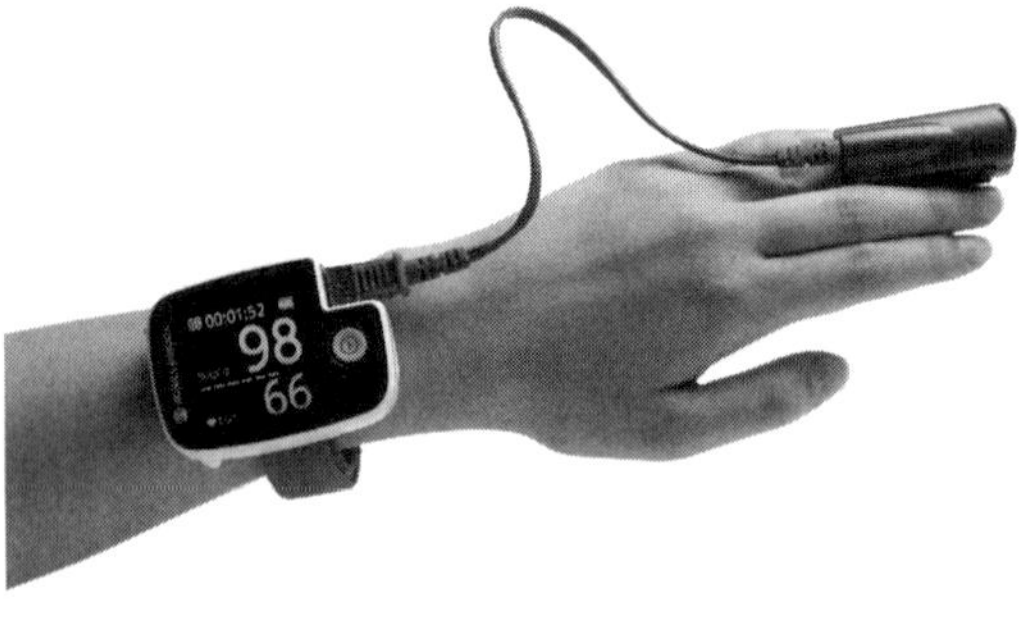

(PULSOX-500i 、提供：コニカミノルタ)

も簡単に使えるようになりました。今では普通に行われているSAS 患者さんの一晩中の酸素飽和度を連続して測定して治療機器の設定を細かく調節する、といったことはこの機器の開発なしにはできません。

〈コラム 5〉 SAS と登山と酸素飽和度

上空に行くにしたがって酸素濃度が薄くなることはどなたもが知っている常識と思います。このため、高い山に登ると高山病が起こることがあります。高山病とは、軽いものだと頭痛や動悸といったものですが、重症になると脳がはれたり、肺に水がたまったりして命を落とすこともある、決して安易に考えられない病気です。では、高地では私たちの酸素飽和度はどの程度になるのでしょうか。1999 年に発表された、海外でのトレッキング中や登山中の日本人を対象に酸素飽和度を測定した研究によると，ヒマラヤのエベレスト街道をトレッキング中の平均の酸素飽和度は日本の最高標高近くの 3,500 m で 86% に低下し，4,700m まで登るとついには 80% となり，5,300m に至ると 77% となったとのことです(9)。人によって、また運動によってこの値はかなり違ってきますが、特に重症の SAS の患者さんでは 5,000m の登山レベルである 80％以下の酸素飽和度に一晩に何回もなっている方も多く、毎晩ヒマラヤ登山をしていることになります。もちろん、登山時と異なり、酸素飽和度が低下した後に覚醒して呼吸を再開し、酸素飽和度も正常値に近いところまで直ちに回復するのが普通ですから、低い酸素濃度が持続する高山での状況とは異なりますが、酸素飽和度の激しい上下も身体に悪影響があるとの報告もありますので、すぐに酸素濃度が正常に戻れば問題ない、とは一概に言えないのです。

するのは気道なので耳鼻科や歯科の先生方が、睡眠となると精神科や神経内科の先生方が、呼吸となると呼吸器科の先生方が、というようにいろいろな科が共同で診療・研究を行う必要があり、今でも、学会や研究会では、様々な科の先生方が発表しあったり議論をしたりしている非常にユニークな領域です。しかし、お気づきのように、ここには内科や循環器内科の入る余地はありませんでした。

先の章でご紹介したように、比較的最近になってから循環器や内科の病気の一部であると考えるべきだ、ということを支持する研究成果が続々と出てきて、循環器の病気や糖尿病などを扱う内科などの先生方がこの領域に興味を持たれ、検査や診療にも参加してこられました。先にも述べましたが、身体に悪影響を与えるのは、酸素濃度が下がることと、交感神経が活発になることが大きな原因と考えられています。ちょっとややこしいですが、この辺りをまとめたものが次の図５です。右の方にはＳＡＳによる頻回の覚醒で生じる眠気や頭痛、夜間頻尿などといった自覚症状を示しています。ちなみに、最近では、ＳＡＳが夜間の頻尿の原因として重要であることが認識され、泌尿器科の分野でもＳＡＳに興味を持たれている先生が多くなっていますし、私の外来にも時に泌尿器科の先生からのご紹介もいただいています。一方、先の章でも述べましたが、高度の低酸素も、頻回の覚醒も交感神経を刺激するので血管が縮んで、脈も上がります。重症者では、この交感神経の興奮状態が、起床後普通に息をしている昼間にも続いてしまい、昼間の血

図5　閉塞型睡眠時無呼吸症候群の影響

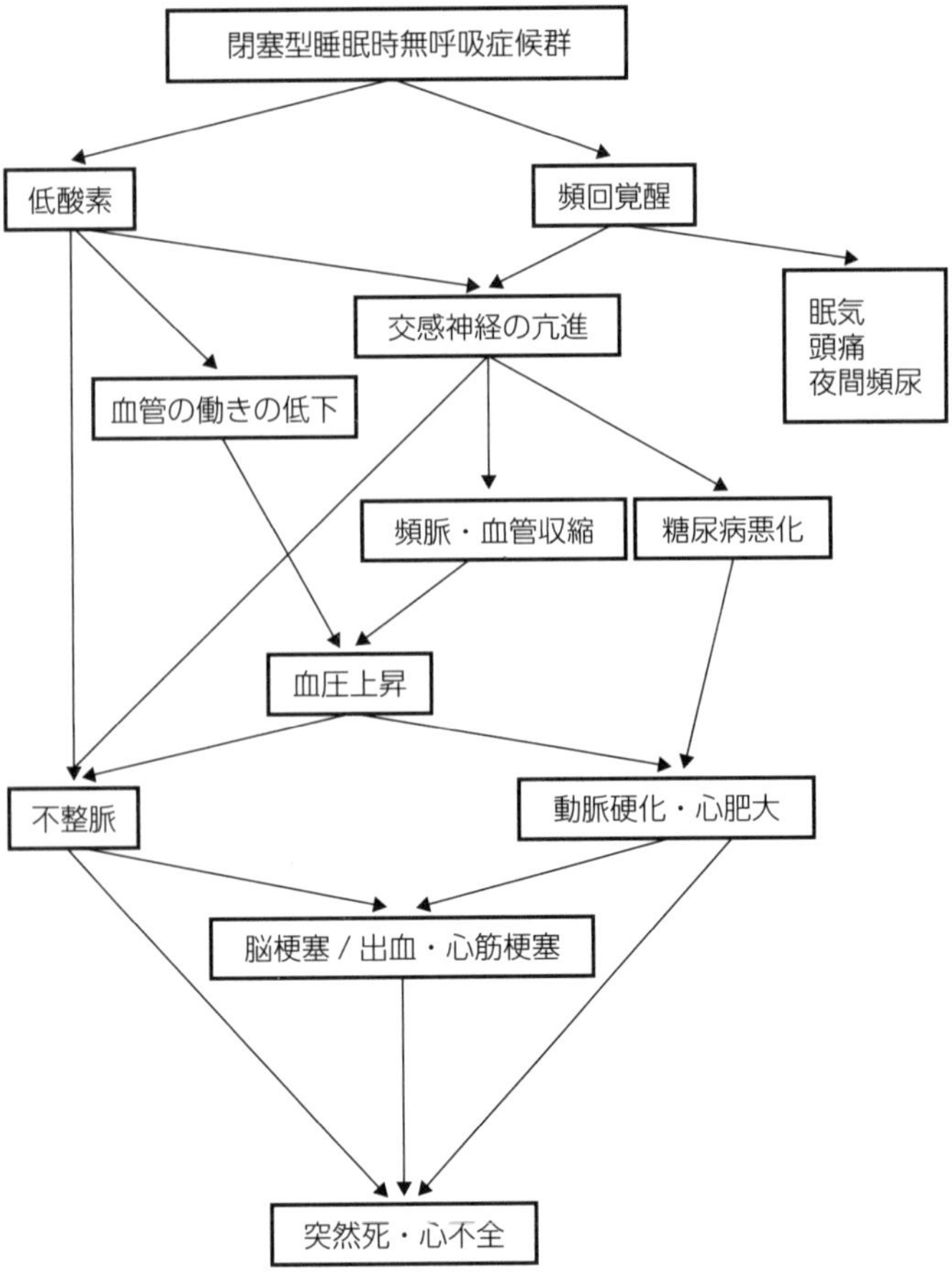

圧も上昇してしまいます。また、交感神経が昂ると糖尿病のコントロールが悪くなることが知られています。これらが相まって、動脈硬化や心肥大、あるいは夜間や昼間の不整脈が発生することもあります。そして最終的には脳梗塞や脳出血、また、心筋梗塞などを生じ、最悪の場合には心不全や突然死といった状況を招く可能性があります。本章のこの後の項では、こうしたいくつかの循環器系の病気や糖尿病との関連性ついて少し詳しく説明していきたいと思います。ここで一つだけ繰り返して注意をしておきたいことは、最近の研究では、頻回に目を覚ましているだけでは、循環器系や糖尿病などには大きな影響がないのではないか、と考えられるようになり、酸素濃度が大きく下がることの方が、より大きな問題なのではないかと考えられてきているという点です。

3　高血圧

(1)　高血圧とは?

高血圧という言葉を知らない方はいらっしゃらないと思います。特にわが国では、かつて高血圧を原因とした脳出血が死因の第1位を占めたこともあるため、古くから高血圧関連の学会や保健所などが強力に啓蒙活動を行ってきました。その結果、一般の皆さんの高血圧に対する関心は高く、なんと家庭血圧計は平均各家庭に1台（4000万台）あるといわれるまでになっています。誰しも病院に行くと多少緊張します。このため、高血圧の基準になる値は病院の診察室で測定したものと家庭で測定したものとでは収縮期血圧（上の血圧）・拡張期血圧（下の血圧）ともに5mmHgほどずらしてあります。現在、高血圧と診断されるのは診察室血圧が140／90mmHg以上（いずれかが超えている）、家庭血圧で135／85mmHg以上となっています（詳しくはコラム6参照）。高血圧の原因は一つだけでないことがほとんどです。例えばある患者さんでは、両親ともに高血圧の家系であることが一番の原因であり、また、別の患者さんでは外食が多く肥満傾向があり、塩分摂取も多い、といったことが主な原因となってることがあります し、さらに、別の患者さんでは、腎臓の近くにできた血圧を上昇させる腫瘍が原因となっているといった具合です。SASの患者さんの場合、肥満した方が多く、こうした方ではそれも高血圧が発症する危険因子ですが、重症のSASが高血圧の悪化の原因またはそれによって高血圧が発症していることもあります。

(2) SAS患者さんの夜間の高血圧の特徴は？

通常、血圧は朝がやや高く、その後多少低下し、入浴後や飲酒後はリラックスも加わって血管

〈コラム6〉　高血圧の分類

どの数値から高血圧とするのか、あるいはどの数値だと薬を使って治療し、あるいは生活の指導を行うだけにするのか、あるいは、逆にどういう人を正常とするのか、などは、これまでの非常に長い間の各国での臨床研究の膨大な成果を参考にされて決められています。つまり、どの血圧だった人がどの程度の血管病になったかという情報をもとに、血管病になる可能性が最低となるところ以下を正常、あるいは病気の発症が増加する程度に応じてⅠ度、Ⅱ度、Ⅲ度の高血圧などと決めています。ですから、生活習慣や人種が異なる国民では、同じ血圧でも、心臓や血管の病気の発生する率が異なるため、国によって高血圧の分け方に多少の差があります。2019年に改訂された我が国の高血圧診療ガイドラインによると、以下のように分類されています[10]。これを見ると、驚かれる方も多いのではないかと思いますが、病院では120/80mmHg、家庭で血圧測定を行った場合115/75mmHg以下でないと、正常、とは呼べないのです。これは、その上の正常高値血圧や高値血圧と呼ばれるところの血圧を持つ人から心臓や血管の病気になる確率はそれほど高くはないものの、その血圧に相当する人数が非常に多いため、掛け算をすると、この血圧から病気を発症している人がかなり多いことがもとになっています。こんなに厳しい基準が出されると、製薬会社の陰謀があるのではないか、と勘繰る方もいらっしゃるかもしれませんが、正常高値や高値血圧では、薬物療法を行うことは勧められておらず、まずは生活、運動習慣、減塩などの指導が基本です。また、血管病は、高血圧だけで起こるものではありませんから、そのほかの血管病の原因となる、

表1　高血圧の分類

分類	診察室血圧(mmHg) 収縮期血圧		拡張期血圧
正常血圧	<120	かつ	<80
正常高値血圧	120-129	かつ	<80
高値血圧	130-139	かつ/または	80-89
Ⅰ度高血圧	140-159	かつ/または	90-99
Ⅱ度高血圧	160-179	かつ/または	100-109
Ⅲ度高血圧	≧180	かつ/または	≧110

分類	家庭血圧(mmHg) 収縮期血圧		拡張期血圧
正常血圧	<115	かつ	<75
正常高値血圧	115-124	かつ	<75
高値血圧	125-134	かつ/または	75-84
Ⅰ度高血圧	135-144	かつ/または	85-89
Ⅱ度高血圧	145-159	かつ/または	90-99
Ⅲ度高血圧	≧160	かつ/または	≧100

（提供　日本高血圧学会「高血圧治療ガイドライン 2019」（2019年））

高コレステロール血症や糖尿病があるかどうかという点も十分に考慮して、投薬治療の開始が個人ごとに決定されています。また、例えば1度程度の高血圧の患者さんでは、直ちに危険というほどでもありませんから、まず、運動や減塩をしてもらい、次の診察時に血圧が下がっていなければ次に手を考えましょう、となりますが、Ⅲ度にもなると、すぐにでも何らかの血管病を生じかねない状況ですので、必要な検査を行った後に直ちに薬物治療が開始されるのが普通です。

も広がるためさらに下がります。昼間は、体を動かすと血圧や脈拍は上がり、安静で元に戻るという変化を繰り返しています。ちょっと重いものを2階まで運ぶといった程度の動きでも、20～30 mmHg 程度の血圧上昇は珍しくありません。ちょっと走ってハーハー言う程度の多少強い運動を行っているときは、日頃普通の血圧の人でも１８０ mmHg 以上になることもあります。睡眠に入ると、最初のノンレム睡眠に入ると血圧が低下します。レム睡眠で血圧や脈拍は多少上昇しますが、次のノンレム睡眠でまた低下し、朝方3～4時頃に最低となり、まだ睡眠中にもかかわらず、起床前から上昇し始めて朝起床時に高値になります。この変化には我々の体に備わっている生体時計の影響もあります。一方、先にも書いたように、ＳＡＳ患者さん、とくに重症の患者さんでは、無呼吸により低酸素状態が高度になるに従って、自律神経のうち交感神経系の活動が非常に強くなり血圧が上昇します。この血圧上昇は、呼吸の回復とともに消失し、ある程度のレベルまで低下します。自治医科大学の苅尾七臣先生が発表された論文にある、図6のような重症のＳＡＳ患者さんでは、最も低酸素状態になったときには血圧が２００ mmHg を超えるまで上昇しています[11]。この患者さんでは、そのほかの部分でも夜間の血圧はしばしば１５０ mmHg 程度にまで上昇しています。ただし、ＳＡＳがあるからと言ってすべての患者さんがこんなに夜間血圧上昇するわけではありません。人によってばらつきますが、酸素飽和度がおおむね80％を切るあたりから明らかな血圧上昇がみられるようです。つまり、酸素飽和度の低下の大きい患者さんほど夜中の血圧や脈は大きく上昇します。ただし、酸素飽和度が大きく下がらないＳＡＳの患者さんでも、しばしば目が覚めていれば、十分な睡眠がとれていないことは同様で、血圧の上昇は軽度でも、本来あるべき夜中の十分な血圧低下が起こりにくくなります。夜間の血圧が下がりにくいそのほかの原因には、腎臓病、心不全、血圧調節障害などがありますが、夜間血圧低下不良の重要な原因の一つがＳＡＳであることは確実です。夜間の血圧は下がりにくくなり、または上昇するという現象が起こると、昼間の血圧はそれほど高くないのに心臓の超音波検査で心室の壁が厚くなることがあり、検査の指示を出した医師が予期せぬ結果をみることがあります。このような場合には、私どもは、肥大型心筋症という、血圧に関係なく心臓の壁が厚くなる病気も考えますが、まずは患者さんやご家族にいびきや無呼吸がないか尋ねたり、簡単な検査機器などを使用したりしてＳＡＳが隠れてないかを十分チェックすることとしています。

こうした患者さんに対して、後に述べるマスクを用いた治療を行うと、図６の下に示されるように、薬物を増やすことなく血圧は正常化させることができます。。下の図（CPAP（＋））はＣＰＡＰ装着時の記録ですが、夜間の血圧はなんと１００mmHg 程度にまで低下しており、正常なパターンとなっています。

図6　重症睡眠時無呼吸症候群の患者さんの夜間血圧の上昇と
CPAP治療による正常化

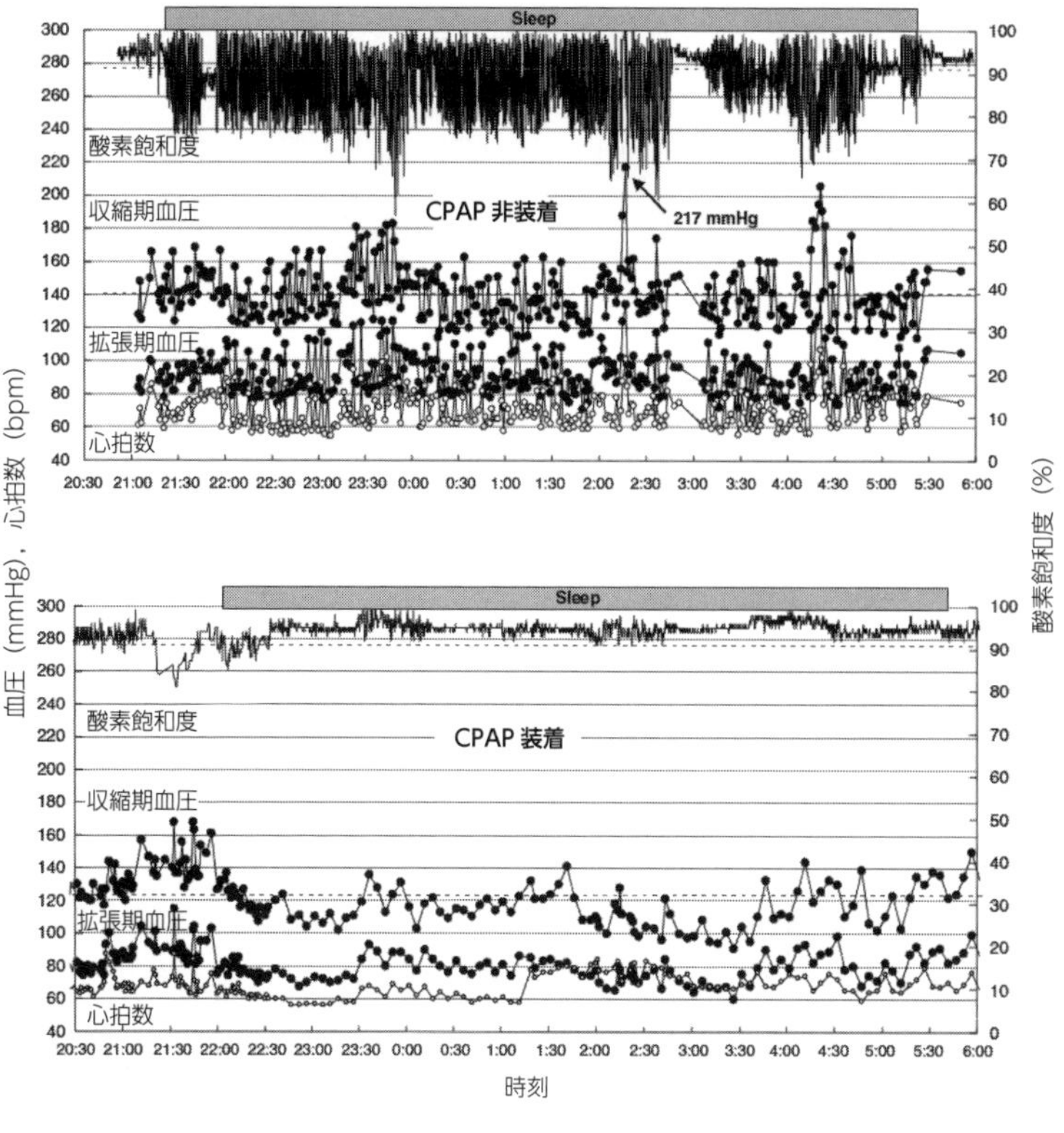

〈コラム 7〉 夜間血圧変化のパターン

先の苅尾先生は人の 1 日の血圧変動のパターンを、夜間の血圧の低下（Dip）の状態を中心に 4 つに分類されています。このうち正常な人は Dipper（ディッパー）と呼び昼間の平均血圧に比べる夜間の平均血圧は 10-20 mmHg 程度低下します。一方、夜間の血圧低下が 0-10 mmHg の人を Non-Dipper（ノンディッパー）と呼び、さらにはむしろ夜間の血圧が上がるような人のことを Riser（ライザー）と呼びます。逆に夜間の血圧が極端に下がる人を Extreme Dipper（エクストリームディッパー）と名付けられました。この 4 つのパターンのうち、正常でない 3 群の患者さんでは、血管病の合併が多いことがわかっています。こうした血圧の変動は、通常の外来や家庭での血圧測定ではわからないため、循環器の病気や高血圧を取り扱う病院では 24 時間血圧計を使用して診断しています。古くから高血圧は脳血管・心臓・大血管の病気に強い関連性があることが知られており、膨大な数の研究や薬の開発が国内外で行われてきました。その結果、どの血圧を高血圧と呼び、どの血圧からどんな治療を行うべきかなどが世界中で決められています。また、こうした研究は今でも続いており、新しい研究成果に基づいてこうした基準は日々更新されています。しかし、そもそも“高血圧”という病気は、昼間の起きている時間の血圧について検討された結果をもとにして、その影響や治療法が決められてきたため、SAS 患者さんのように夜間血圧が上昇する場合にはどういった基準でこれを取り扱えばよいかに関しては現時点でははっきりした答えはありません。少なくとも夜間に血圧が昼間より上昇することは心臓や血管に大きな負担を強いることはわかりますが、では具体的にどういった数値の夜間血圧の上昇あるいは血圧の夜間の低下不良があれば、どの程度まで、どの方法を用いて治療する必要があるのかについては今後の研究成果を待たなければはっきりしたことは言えません。ただし、夜間のSASを治療すると重症のSAS患者さんの夜間血圧は正常に近くなり、これはすべてのSAS患者さんにお勧めできる治療方法と考えられます。

(3) SAS患者さんの昼間の血圧は？

これまで書いたことは、夜中に息が止まって苦しいので夜中の血圧が上がる、ということでした。しかし、高血圧という病気は、夜中ではなく昼間起きているときの血圧をもとに診断され治療されています。では、SAS患者さんでは、昼間普通に呼吸をしているときの血圧がSASのない人に比べると高くなるのでしょうか。このことについては、ここ30年ほど盛んに研究がされてきましたし、現在でも研究がなされています。こんなに長く研究をされている理由の一つは、SASのある患者さんには肥満した人が多く、肥満そのものが、血圧上昇をもたらすため、血圧が高い原因がはっきりとはわかりにくいという事情があります。西暦2000年に米国から発表されたSleep Heart Health研究に参加した6、000人以上の40歳以上の方での観察研究の結果では、重症SAS患者さんでは、BMI（肥満度の指標で［体重kg］／［身長mの2乗］）が大きい（＝太った人が多い）という事情を考慮しても、SASのない人と比べると1・4倍ほど高血圧が多かったことがわかりました[12]。この研究では、特に酸素飽和度の低下が大きい人が、より昼間の高血圧の合併が多いこともわかりました。では、SASはもともと高血圧がない人でも、高血圧が新たに生じる原因になるのでしょうか。睡眠検査を行った、はじめは血圧は正常だった約900人の患者さんで4年間血圧変化を観察した米国での研究では、SASが中等度以上ある人では、ＳＡＳが全くない人と比べると、高血圧の新たな発症は約3倍多かった、という結果でした。[13] スペインからも、２、０００人近い睡眠検査を行った参加者を平均12年あまり観察したところ、ＳＡＳの程度が重症であった人たちでは約2倍の頻度で高血圧を新たに発症した、と同様の研究成果が発表されています。こうした研究からは、ＳＡＳが高血圧発症の一つの原因になりうる可能性は非常に高いと思われます。[14] その後の検討で、特に治療をするときに多くの薬物を必要とするような高血圧をお持ちの方（治療抵抗性高血圧と言います）で、ＳＡＳの患者さんが多い、という結果も発表されています。[15] その他、ちょっと荒っぽい方法ですが、血圧が正常な参加者をＳＡＳのように夜間に酸素濃度が2～3分ごとに上がったり下がったりするテントの中で、1か月寝てもらうという実験を行ったところ、昼間の拡張期血圧（下の血圧）がしっかりと上がったとのことです。[16] こうした多くの研究を合わせて考えると、やはりＳＡＳが昼間の血圧上昇、すなわち高血圧を新たに発症する原因の一つである可能性は高いものと思われます。では、ＳＡＳによってどの程度血圧が上がるのでしょうか。多くの研究をまとめたものでは、昼間の血圧は平均して収縮期血圧（上の血圧）で3～4 mmHg 程度、拡張期血圧（下の血圧）で2～3 mmHg 程度と決して大幅な上昇ではないようです。[17] 一般に、より重症なＳＡＳであるほど血圧上昇の程度は大きいと考えられています。

逆に、ＳＡＳがある高血圧患者さんに、ＳＡＳの治療をしたら血圧は下がるのでしょうか。Ｓ

ＡＳで昼間の血圧は平均して収縮期血圧が３～４mmHg程度、拡張期血圧で２～３mmHg程度上昇するといいましたが、ＣＰＡＰというＳＡＳの治療機器をしっかり使用すると、やはりＳＡＳによって上昇していた分の血圧が下がるようです[18]。一方、１分間に１回以上息が止まるように極めて重症なＳＡＳ患者さんたちだけを集めてきて、ＳＡＳの治療を行った後に１日19時間繰り返して血圧を測定したユニークな研究があります。この研究では、半分の患者さんには、患者さんには知られないように治療器具の圧力を下げて、無呼吸がほぼ元通り起こっている状態のままで２か月ほど使用してもらい、残り半分のＳＡＳ治療をきちんと継続して行った患者さんの血圧と比べています。その結果、きちんと治療を行った患者さんたちでは、本人たちに知られずに治療を開始されなかった人たちと比べて約10mmHg血圧が下がりました[19]。つまりＳＡＳ治療は明らかに血圧を下げたのです。

でも、夜間に起こっているＳＡＳという呼吸の問題が昼間の血圧にも影響を与えるというのは、ちょっと不思議な気がしませんか。この理由として、いくつかのことが考えられています。

一つは、低酸素状態を繰り返すと、私たちの低酸素への反応が過敏になるというものです。何しろ、私たちは酸素がなければ10分と生きていけませんから、血液の中の酸素濃度や二酸化炭素の濃度を常に監視して生きています。そして酸素濃度が下がり炭酸ガス濃度が上昇すると、首の付け根などにある酸素・炭酸ガスセンサを通じて危険な状態になったことを直ちに察知して、体を総動員してこの危機を回避するための行動を起こします。毎晩ひどい低酸素にさらされていると、低酸素などを察知するこのセンサがだんだん過敏になって、低酸素でない昼間にも危険信号を流すようになり、交感神経をいつも緊張させて血圧を上げる原因の一つになっていると考えられています。[20]次に、いつも十分な睡眠がとれなければ、昼間疲れが取れない感じがします。つまり不眠は体のバランスを崩します。いつも高血圧治療で外来に来ている患者さんが、妙に血圧が高い時に、どうかしたのか尋ねると、昨日夜中に家族の具合が悪くなり、ほとんど寝れませんでした、といったように不眠で血圧が上がっていることはよく経験します。ただ、こうした極端な不眠が昼間の血圧を一時的に上げることはわかっていても、ＳＡＳによるそれほど高度ではない持続的な不眠が昼間の血圧を上げるかについては、必ずしもはっきりした結論は出ていません。昼間の血圧が上がるその他の原因として、重症のＳＡＳでは低酸素にさらされ続けることによって血管の機能が悪くなり、血管、特に血圧に関連している細い動脈が広がりにくくなるためだ、という説もあります。私たちのグループも、ＳＡＳによる呼吸停止の回数ではなく、呼吸が止まったり弱まったりした結果で生じる夜間の低酸素の程度とその持続時間を積算したものが血管への悪影響の程度を決めていることを見出て発表しました。[21]

以上のように、ＳＡＳにより昼間の血圧が上がることがありますし、とくに重症な方ではその可能性が高くなりますが、血圧の上昇の程度は中等症あるいはやや重症程度のＳＡＳ患者さんでは平均的には収縮期／拡張期血圧で３～５／２～３mmHgくらい、重症ＳＡＳの方でも10mmHg程度と考えられ、20～30mmHgなどと大幅に血圧を上げるとは考えられていません。しかし、とくに重症ＳＡＳ患者さんでは、ＳＡＳの治療で下がりやすくなることがあり、患者さんから、治療を始めて朝すっきり起きることができるようになり、昼間の眠気もなくなったんですが、血圧も下がって薬が減りました、との声を聴くことはよくあります。しかし、残念ながら、現時点でどの患者さんでＳＡＳ治療が血圧低下に大きな影響を与えるかをあらかじめ予測する方法はありません。とはいえ、重症のＳＡＳ患者さんでは、先にお話ししたように昼間だけではなく夜間の急激な血圧上昇が生じている可能性もあるので、少しでもＳＡＳが疑われる高血圧患者さんでは、ＳＡＳの検査を行って正しく対処しておくことが重要と考えられます。

4　不整脈

⑴　ＳＡＳでどうして不整脈？

皆さんは不整脈と聞くとどういう脈を思いつくでしょうか。実は不整脈、と一口に言っても、非常に多くの種類があり、放っておいても全く問題を起こさないものから、ただちに命に関わるものまで、あるいは脈が速くなるものから遅くなるものまで、といったように様々なものがあります。多くの不整脈は、生まれつきあった心臓の電気系統の異常か、あとから生じた心臓の筋肉または心臓の電気を通す筋肉（わかりやすいように電線とも言います）の一部の何らかの異常がもとになり、何かのストレスを引き金にしてある日起こってきます。これまでにお話しをしたように、特に重症のＳＡＳ患者さんでは夜間に心臓や血管系に大きなストレスがかかっています。このストレスは、何らかの原因で心臓が引き延ばされるようなときに起こる機械的原因によるものと、自律神経、特に交感神経が興奮することによって刺激を受けることで生じるものとに大きく分けることができます。まず、ＳＡＳと機械的ストレスについてですが、無呼吸によっておこる血液中の酸素濃度の低下により交感神経が活発になることで血圧が上がることは前項でお話ししましたが、全身の動脈がこの刺激で縮むことで血圧が上がる、ということは、その血圧を作り出す心臓というポンプの出口が狭まったことと同じことになります。水道につけたホースの出口を狭めると圧力が高くなり遠くまで水が飛びますが、その時ホースが膨らんでいます。これと同じように、血圧が上がると細い動脈が縮んで、心臓や大きな血管も膨らんでしまうのです。一方、多くみられる閉塞型のＳＡＳ患者さんが、喉が閉じたまま息を吸おうとすると、鼻をつまんで息を吸う時と同じように、胸の中の圧力が下がってしまいます。肋骨と横隔膜で区切られる肺や心臓のある空間を胸腔と呼びますが、この胸腔中の圧力がおなかや頭より低くなると、胸腔の

表2　睡眠時無呼吸患者さんに表れた不整脈

	覚醒時	睡眠時
正常脈	15	0
高度洞不整脈	0	14
高度洞徐脈 （心拍数30/秒以下）	0	6
心停止	0	5
2度房室ブロック	0	2
複雑心室性期外収縮	6	10
心室頻拍	0	2

外の静脈にある、心臓に帰ろうとしていた血液が一気に胸腔に吸い込まれることとなり、心臓に大量の血液が短時間に流れ込みます。出口が狭くなり、大量の血液が一気に戻ってきた結果、心臓は急に膨れ上がってしまい、あちこちの心臓の筋肉は引き延ばされるようになり大きな機械的なストレスがかかってしまいます。一方、自律神経のうち交感神経は脳から脊髄を通って心臓の表面に達しています。この神経が作用すると、脈が速くなり、心臓の縮む力が強くなりますが、これはすなわち心臓が鞭打たれているような状態です。こうした状態になると、心臓の筋肉は様々な方面からストレスを受けて、また、心臓の筋肉の中でもいろいろな部分での無理の度合いにも差が出てきて心臓の興奮状態がまだらになって不整脈が出やすくなってしまいます。一方、無呼吸が非常に重症で今にも窒息するような状況では、最後には副交感神経まで活性化され、さらに興奮の不均一性が強まり

ます。その結果、急に脈が遅くなることもありますが、これは、生きるために全身の代謝を落として少ない酸素でも生きることができるようにしていた名残とも考えられています。このように、無呼吸や低酸素が高度になるにつれ自律神経系は乱れてしまって、不整脈が出てくる温床になるのです。先にもお話ししましたが、こうした交感神経系の活動の亢進は、ある程度昼間まで持ち越されてしまうため、昼間にも不整脈が増加する原因ともなります。

⑵　ＳＡＳ患者さんで問題になる不整脈は？

不整脈にはいろいろあることをお話ししましたが、では、ＳＡＳ患者さんではどういうタイプの不整脈が増える、または問題になるのでしょうか。表2は、１９７７年という非常に古い論文[22]に掲載されていたものを書き直したものですが、15人の重症の無呼吸のある患者さんにどのような不整脈が生じていたかが記載されています。これを見ると、心拍が非常に遅くなるもの（洞徐脈・心停止・2度房室ブロック）から早くなるもの（心室頻拍）まで様々な不整脈が夜間に出現していることがわかります。この論文の中には、副交感神経の活動を抑える薬を投与した時の反応が記載されており、そうした薬物によって無呼吸に伴って起こる脈が遅くなることが抑制されたとのことです。一方、この表には記載されていませんが、今日大きな問題となっている不整脈に心房細動というものがあります。この不整脈が問題となっているのは、この心房細動が80歳台

〈コラム 8〉 心房細動とは

心臓は、2 階建ての構造をしており、また、左右に分かれています。この 2 階部分を心房といい、2 階の右を右心房といい全身から帰ってきた血液を受け止める役割をしています。この右の 2 階部分の部屋の天井にあたる部分には、洞結節という心臓を動かす電気を生み出す重要な場所があります。通常は、ここからおよそ 1 秒に 1 回程度電気が生じて、まず 2 階部分全体に伝わり、そのあと、房室結節という、上の 2 つの部屋（左右の心房）の真ん中にある電気の階段の入り口を通って少し時間をかけて 1 階部分に降りていきます。1 階では、右心室へ右脚、左心室へは左脚という電気がよく通る筋肉を通って電気が流れ 1 階部分の筋肉、つまり心室筋が収縮し、血液を全身に送り出しています。びっくりしたり、走ったりしたときに脈が速くなるのは、2 階部分にある洞結節に行く自律神経が変化するからです。つまり、交感神経は緊張して脈を増やす方向に作用し、逆に脈を遅くする副交感神経の緊張が弱まり、これが合わさり脈が速くなります。こうした洞結節が規則的に電気を起こしている状態が乱れて、心房のあちこちから電気が勝手に出ている状態になったのが心房細動です。レントゲンや手術中の画像でこの状態を見ると、心房は細かく震えており、まさに心房が細動しています。一般にこの脈は突然生じ、心房は 1 分間に数百回の収縮をします。この全部が心室に伝わってしまうとただちに命を落としますが、心房と心室の間にある房室結節がある程度の交通整理をしてくれるため、心室である 1 階部分の心臓の収縮は、それほどまでには早くはなりません。

しかし、特に初めてこの脈になった患者さんの脈は、1 分間

図7　心臓の電気系統（上）、心臓の部屋と弁と大血管（下）

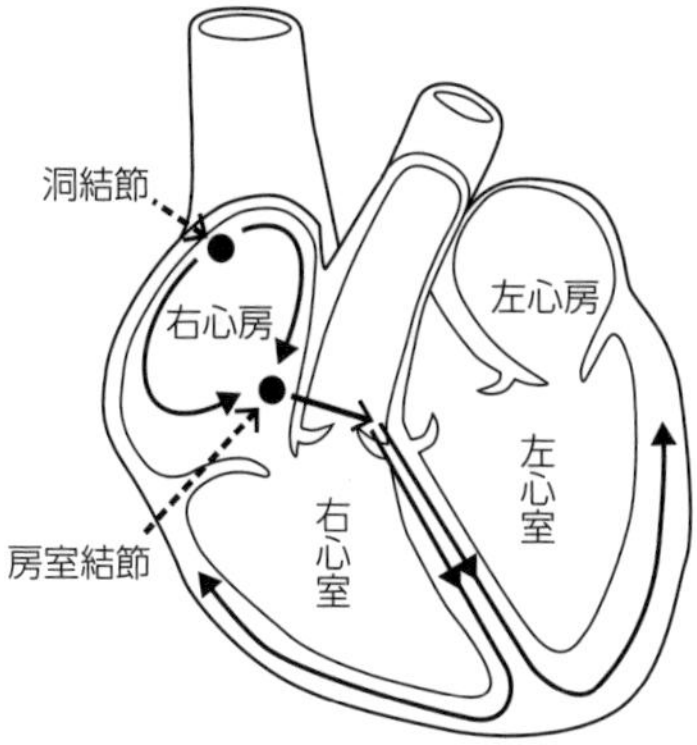

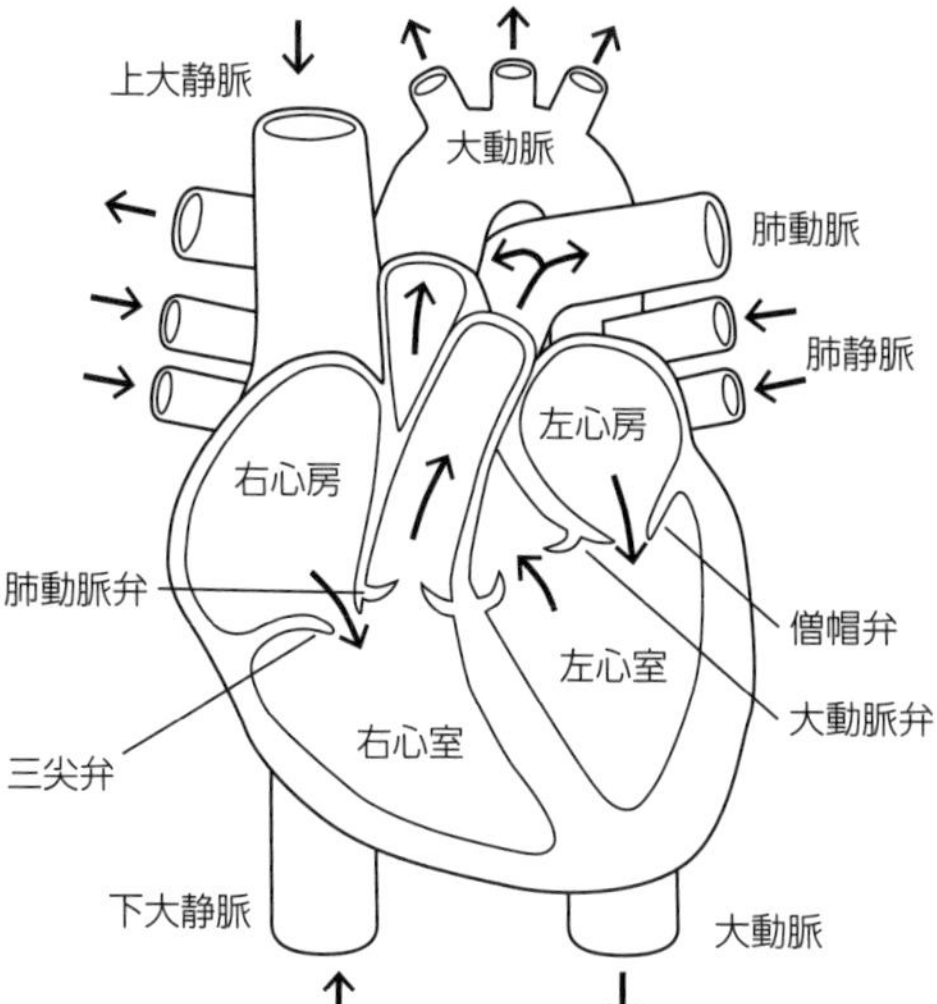

図8　心房細動によってできた血栓による大きな脳梗塞（MRI画像）、矢印が梗塞を起こし壊死した部分

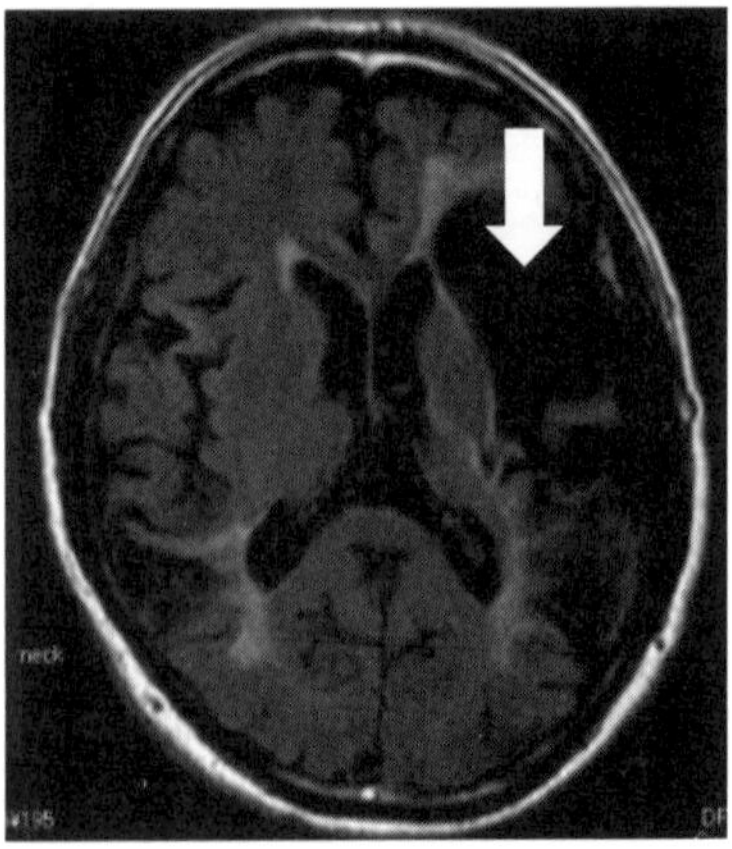

に 120-150 回と非常に早くなることが多く、患者さんは動悸と息苦しさを感じて時には冷や汗をかいて来院されます。一方、この状態では、心房の規則的な収縮がなくなっているため、血液のよどみが心房内にできてしまいます。血液はよどむと固まる性質があります。特に左心房に血液の塊ができ、それがある程度大きくなった後に壁から外れて飛んで行ってしまうと、体のどこかに血液の塊が詰まって血栓症が発症してしまいます。これが運悪く脳に行く血管に入ってしまうと脳梗塞が生じて、先ほどまで全く元気だった人が突然手足に力が入らなくなったり、しゃべれなくなったり、最悪意識がなくなってしまったりします。また、心臓の周りの血管（冠動脈）に詰まると心筋梗塞が起こってしまいます。一般に心房細動による血栓は比較的

大きいため、これによる脳梗塞は範囲が広いものになりやすく(図 8)、患者さんのその後の生活が大きく変わってしまうことが多いのが特徴です。したがって、私達循環器内科医は心房細動と診断をしたら、その人の血栓のできる危険性を計算して、危険がある程度高いと判断すると血栓ができないような薬物治療を開始します。心房細動そのものについては、電気ショックで正常化させる、カテーテルアブレーションで元になっているところを隔離する、薬物で正常な脈に戻したり心房細動が起きにくくしたりする、脈の数が早くならないようにだけお薬でコントロールする、などといった選択肢から、その患者さんに合った治療法を選ぶのが普通です。

になると男性では20人に1人くらいの割合で発生し、日本人の脳梗塞の1／4程度が、心房細動によって心臓に生じた血の塊（血栓）が頭に飛んでいくことによって生じること[23]、さらに、この不整脈が診断されるのは、そうした脳梗塞が契機になって手遅れになってから診断されることが多いからです。さらに、最近ＳＡＳと心房細動に強い関係があることが様々な基礎研究あるいは臨床研究で示されてきています。最近盛んに行われている、カテーテルを使用した心房細動の治療後の再発にも強い関連が示されているため、多くの研究がなされてきました。

(3) 心房細動のあるSAS症例

ある日、お近くの先生から、68歳の女性を心房細動の治療目的でご紹介いただきました。この患者さんは、普段は高コレステロール症と高血圧で治療をされていたのですが、最近夜中に胸が苦しくなって目が覚めることが多く、その時に脈の乱れを感じたと訴えられて受診されたそうです。この先生のところを受診された時にとった心電図で心房細動が初めて記録され紹介されました。著者の外来を受診された際には、すでに心房細動は消えていたため、早速24時間心電図の検査を行うことにしたのですが、身長が１５３㎝に対して体重は77㎏とＢＭＩにして32・５㎏／㎡と肥満体形でした。首も短くいかにもＳＡＳを起こしそうな感じでしたので、いびきもする、ということで、血液の塊ができないような治療の準備をするとともに、ＳＡＳ用の簡易検査器を

図9　夜間に心房細動を起こした患者さんの睡眠中の酸素飽和度（上）と血圧・心拍数（下）の記録

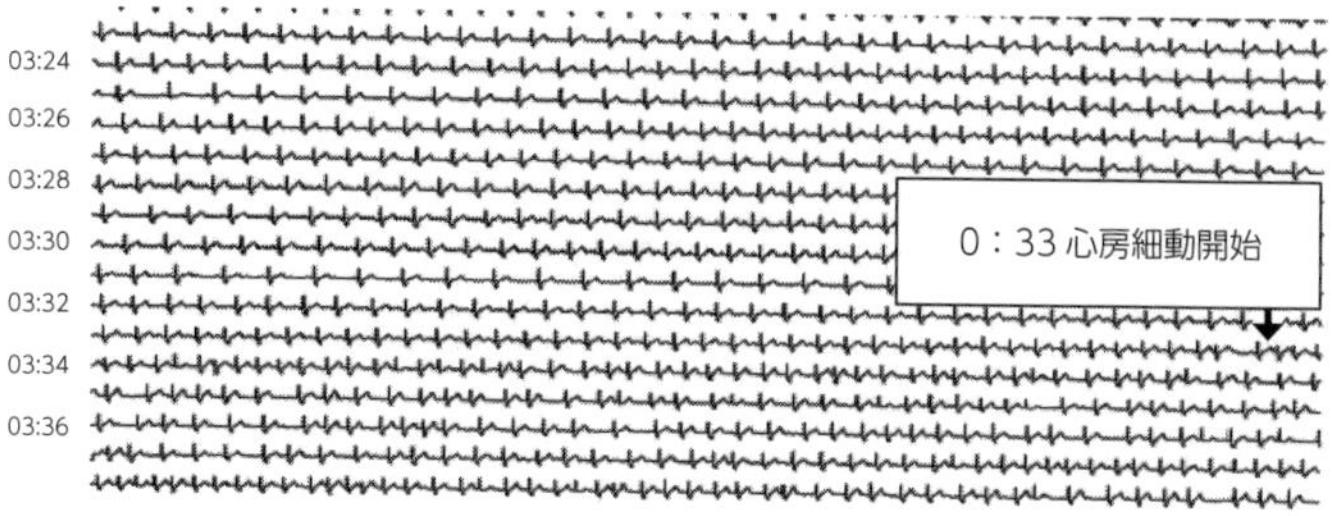

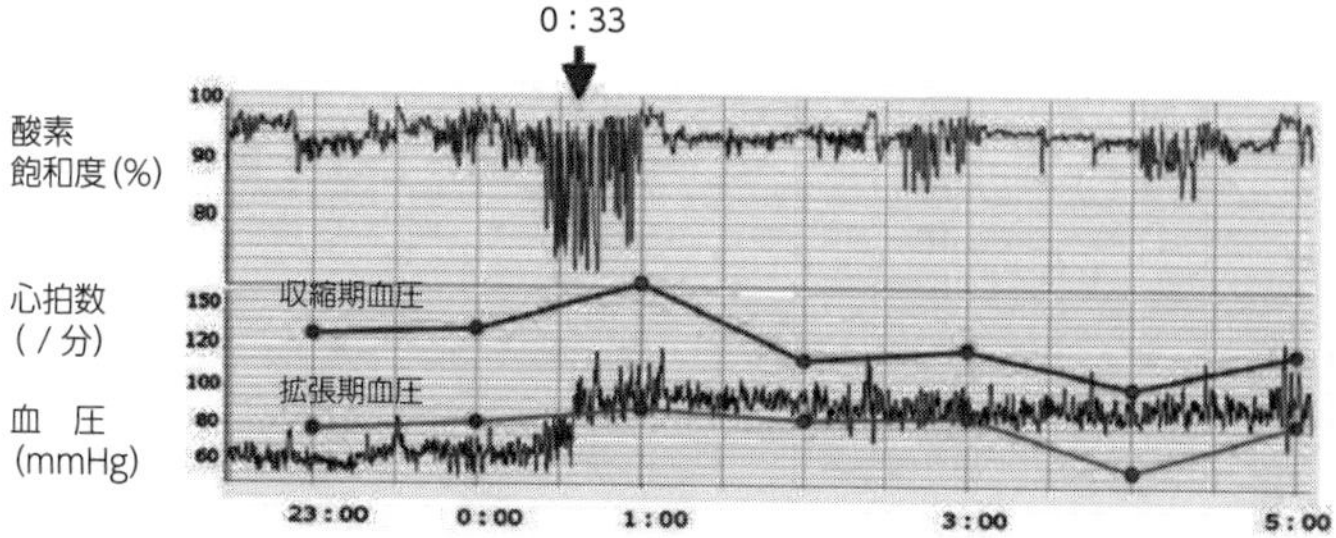

一緒に持って帰ってもらいました。この検査結果では、図9のように、0時30分頃から、脈が速くなったり遅くなったりを繰り返し、0時33分になり心電図の間隔が全くバラバラになってしまいました。これが心房細動です。この時に血液の酸素濃度（飽和度）を測定していたのですが、下の図の矢印のところにあたる0時33分前後には、酸素飽和度は70％近くというかなり低いところまで低下していました。また、この時に、直線状で示される収縮期血圧は、160mmHgというかなり高いところまで上昇しているのがわかります。この患者さんでは、治療を開始する前に同様の検査を繰り返したのですが、全く同様の結果を得ることができました。その際、睡眠の前半で酸素飽和度が90％を切ることもあったのですが、この時は、それほど血圧は上昇せず、心房細動も出ませんでした。その後、酸素飽和度が80％を切って大きく血圧が上昇した時にだけ心房細動が起きていました。このように、重症のSASの結果、大きく酸素飽和度が低下し、血圧や脈拍が上がるような負荷が心臓にかかることが心房細動を起こす一つの原因と考えられます。また、先にも書きましたが、こうした検査ではわかりませんが、のどが詰まった状態で息を吸おうとするときに血液が急に心臓に戻ることも影響があったと考えられます。この患者さんでは、CPAPという機器を使用してSASを治療しましたが、その後は、毎晩のように生じていた心房細動の発作はほぼ完全に消失しました。

⑷　そのほかの不整脈との関係は？

日常診療でよくみられる不整脈に、いわゆる脈の跳びがあります。これは、期外収縮という脈の時にみられる現象です。2階建ての心臓の1階部分から出るもの（心室性）と2階部分から出るもの（心房性・上室性）があります。いずれも、一般的には安全な不整脈で、気にならなければ、よほど数が多くない限り治療はしません。こうした不整脈は、ストレスで増加することが多く、SASというストレスで夜間に増加することがあります。また、夜間のストレスが昼間に持ち越された場合には、昼間にもこうした不整脈の数が増加することがあります。一方、さらに重症で危険性の高い不整脈である、心室頻拍や心室細動といった、突然死につながる可能性があるようなタイプの不整脈が増えるといったことをはっきり示した研究成果はありませんが、元来危険な不整脈があるような患者さんでは夜間の高度の低酸素状態が生じて血圧上昇が重なれば、よくない結果が増えることは容易に推測されます。

5　冠動脈疾患（心筋梗塞・狭心症）

冠動脈というのは、心臓そのものに血液を送るためにある心臓の周りの動脈です。心臓の出口である大動脈弁を出てすぐのところで左右1対出て、心臓の周りを囲むように走るので〝冠〟動脈と呼ばれています。心臓は常に動いているので、重さあたりにすると、他の臓器より多量の血液が必要です。こうした重要な役目のある動脈に問題が生じ、血液の流れが妨げられて生じる病気を冠動脈疾患といいます（詳しくはコラム9を見てください）。冠動脈に問題が生じる原因は、他の血管の動脈硬化と基本的には同じですが、高血圧、脂質異常症（悪玉コレステロールであるLDLが高い、善玉コレステロールであるHDLが低いなど）、糖尿病や喫煙など、いわゆる生活習慣病が中心となります。こうした冠動脈の病気にSASがどう関わっているのでしょうか。まず、SASによる高血圧が関連していると考えられます。これは前にも説明したように、夜間の無呼吸に伴う大きな血圧上昇があり、また、高度のSASが長期間続くことによって昼間の血圧も上昇して血管にダメージを与え動脈硬化を進展させると考えられます。次に、SASに伴う低酸素状態は血管に炎症を起こすことが報告されています[24]~[27]。特に血管の内張である血管内皮という、ちょうど玉ねぎの薄皮のような組織に悪影響があることが報告されています。この薄皮のような血管内皮は、血管を守る重要な役割をしており、また、必要なときにはこの血管内皮から血管を開く物質が放出され、血液循環を保ったり血圧を調節したりする役割を果たしています。したがって、夜間に低酸素状態がひどい状態が長く続くと、その程度に応じて血管内皮の働きが落ちて動脈の働きが低下してしまうと考えられています[21]。CPAPなどの治療を行うとこの機能は回復し[26]、治療を中止すると2～3週間後にはまた低下してしまうことが知られています[28]。以上のような状況なので、少なくとも重症のＳＡＳ患者さんでは他の血管と同様に冠動脈の病気も進行しやすく、冠動脈疾患を発症しやすくなっているものと考えられます[29]。また、これまでの研究では、既に冠動脈疾患があるような患者さんで重症のＳＡＳがある人は、重症ＳＡＳのない人に比べて冠動脈の病気の再発が多いことが示されています[30、31]。

いったん心筋梗塞に陥った場合、その回復過程でもＳＡＳが影響すると考えられています。日本で行われた臨床研究では、ＳＡＳのある心筋梗塞患者さんの心臓の動きが回復していく過程は、ＳＡＳのない人の回復に比べて劣っていることが示されました[32]。また、その後発表された日本以外の研究でも同様な結果が報告されており[33]、回復期にＳＡＳ治療をきちんと行っていることの重要性が示されています。

他方、冠動脈疾患がすでにあるＳＡＳ患者さんで、ＣＰＡＰを行う人たちと行わない人たちを、サイコロを振るように全く無作為に割り当ててその後どうなるかを見るという研究がいくつかなされました。こうしたスタイルの研究の良いところは、通常の診療の中での研究だと、体に悪そうなのでぜひＣＰＡＰをしようと思う人たちと、そうした治療は高いので遠慮したい、あるいはいったん始めたけれども、いつも忘れてしまってそのまま寝ることが多く、結局治療が続かない、といった患者さんたちでは、冠動脈の病気そのものに対する治療への態度、つまり治療への熱意が多少異なっていることも予測されます。すると、そのことがＣＰＡＰを付け続けた人とＣＰＡＰを始めなかった、または中断した人での冠動脈の病気の進行や再発の多さの違いの原因になる可能性があります。こうした、患者さんの性格による治療経過の差を取り除くために行われるのが、〝無作為化臨床試験〟と呼ばれる研究方法で、全く同じ条件の患者さんたちにサイコロを振ったように何も意思を働かせずに２つの治療法のいずれかを行うことで（これを無作為に割り付ける、と言います）、その治療の効果をはっきりさせることができると考えられています。

こうした手法で行われた一つの臨床研究が RICCADSA 研究というスウェーデンで行われた研究で、冠動脈に病気があり、ステントなどの治療を行った１２２人ずつの眠気のないＳＡＳ患者さんたちをＣＰＡＰで治療する群としない患者さんに無作為に割りつけて平均６年ほど経過が観察されました。その結果、再度の冠動脈拡張術が必要になったり、心筋梗塞や脳卒中を起こしたり、あるいはそうした疾患で死亡したりする率は全体としては両群でほとんど変わりませんでした。しかしながら４時間以上ＣＰＡＰを使った患者さんたちだけを取り出してみると、心筋梗塞や脳卒中などの再発などは少なくなっていることがわかりました[34]。同様に、元々冠動脈か脳血管に病気はあるけれども強い眠気のないＳＡＳ患者さんを、ＣＰＡＰ治療をする人としない人に無作為に振り分けた、合計約２、７００人という極めて大きな数の患者さんで行われたＳＡＶＥ研究でも、約３年間ＣＰＡＰを使った人達と使わなかった人達の間に心臓や脳血管の病気が新しく発生したり再発したりする率には差がなく、ＣＰＡＰ治療がこうした疾患の再発の予防に役立つという研究結果は得られませんでした[35]。しかし、ここでも、一晩に平均4時間以上ＣＰＡＰを使った人達では、脳卒中が減ったという結果が出ていました。さらに、急性心筋梗塞でＣＣＵ（心筋梗塞患者さん用の集中治療室）に入って治療を受けたような患者さんで、ＣＣＵにいる間にＳＡＳの検査を行って、ＳＡＳがあるとわかった人１、２３４人をＣＰＡＰ治療を行う人と行わない人に無作為に振り分けた、スペインを中心に行われたISAACC研究でも、心血管病での死亡、死には至らない程度の心筋梗塞の再発、脳卒中、心不全での入院、あるいは不安定狭心症（心筋梗塞に非常に近い状態）や一過性脳虚血発作による新規の入院といった項目に全く差は見られませんでした[36]。

それでは、こうしたしっかりした無作為化研究でもＣＰＡＰの冠動脈疾患や血管病に対する良い効果は認められなかったことは、ＳＡＳが心臓・脳血管に悪影響を与えない、またはＣＰＡＰ治療をいくら行っても、その悪影響を取り除くことができないということを意味しているのでしょうか。私たち、循環器内科医でＳＡＳ診療を長く行ってきた者たちも、この点を注意深く観察してきました。以上の無作為研究では、研究方法はしっかりしているのですが、こうした臨床研究で避けられない欠点もあるのです。それは、重症ＳＡＳで、眠気を訴えている患者さんを、ＳＡＳの治療を行わない群に振り分けられるようなこともある研究に参加してもらうことは倫理的にできず、その結果、比較的軽症なSAS患者さんばかりで検討を行わなければならないのです。また、そのこともあり、仮にCPAPを使う方に振り分けられても、そもそも症状がないそれほど重症ではない患者さんたちは、CPAPをしっかり使ってくれず、SAVE研究では平均の夜間のCPAPの使用時間は3・3時間で、ISAACC研究でも2・8時間と一晩の通常の睡眠時間の6〜8時間と比べると非常に短い結果となっています。このため、比較的軽症の患者さんたちに、この程度の短い時間CPAP治療を行っても心臓血管病の予防効果がないからと言って、重症のSAS患者さんにしっかり（長時間）治療を行っても治療効果がないのかどうかは明らかではないのではないかと考える研究者も多くいます。今後、この点を克服した研究がなされて、さらにはっきりとCPAPなどによる心臓血管病への予防あるいは再発予防効果があるかどうかがわかることが期待されています。

コラムに書いているように、狭心症には上記のような冠動脈が詰まるタイプのものとは別に、冠動脈が何らかの刺激によって痙攣して生じるタイプのものもあります。夜間の長時間の無呼吸に伴って高度の低酸素が生じた際に心電図上で狭心症が生じたところをとらえた10症例の報告や[37]、冠攣縮性狭心症の患者さんに閉塞性のSASが多いという研究発表もあり、SASと冠攣縮性狭心症とには関連性があると考える研究者もいます[38]。低酸素による直接・間接の血管の刺激が原因と考えられますが、どの程度の、あるいはどういうタイプのSASであれば冠攣縮性狭心症

〈コラム９〉　心筋梗塞と狭心症

心筋梗塞と狭心症という言葉自体は、最近ではテレビや新聞にもしばしば登場して、多くの読者の方はある程度ご存じの病気ではないでしょうか。ここで心筋梗塞と狭心症（これらを合わせて冠動脈疾患といいます）のおさらいをしておきたいと思います。本文でもふれたように、冠動脈をはじめとした動脈では様々な原因で血管の壁の異常が起き、それに続く長時間かけた変化の結果、動脈硬化を起こし血管が狭くなったり詰まったりします。その主な原因としては、高血圧・脂質異常症・糖尿病・喫煙などが代表格ですが、SAS も悪影響があるだろうと考えられています。こうした原因が長く続くと、まずは動脈の内張である血管内皮の異常が生じ、白血球などが血管の内張のほころんだところから血管を形成する筋肉の層の中に潜り込み、コレステロールなどを食べて脂質で膨れた状態になります。これがたまったものを粥腫《じゅくしゅ》（プラーク）と呼び、その中にはおかゆのようにどろどろの脂の変化したものがたまっています。粥腫は最初血管の内側に向かって徐々に成長していき血管の中を狭くしてしまいますが、我々の血管はよくできていて、狭くなってくると今度は血管全体が太くなることで血管の中が詰まることを防ぎます。このため、粥腫など血管を狭くなるようなことが起こっていてもしばらくの間は症状が出ないままに過ごすことができます。その後、徐々にこの脂が固い組織に置き換わっていきますが（線維化）、そのうちにセメントのようになります（石灰化）。広い範囲でこうした状態になったものを動脈硬化と呼び、重度のものでは本当に硬いコツコツいうような血管になります。この時、冠動脈が非常に狭くなってくると、運動

図10　狭心症と心筋梗塞

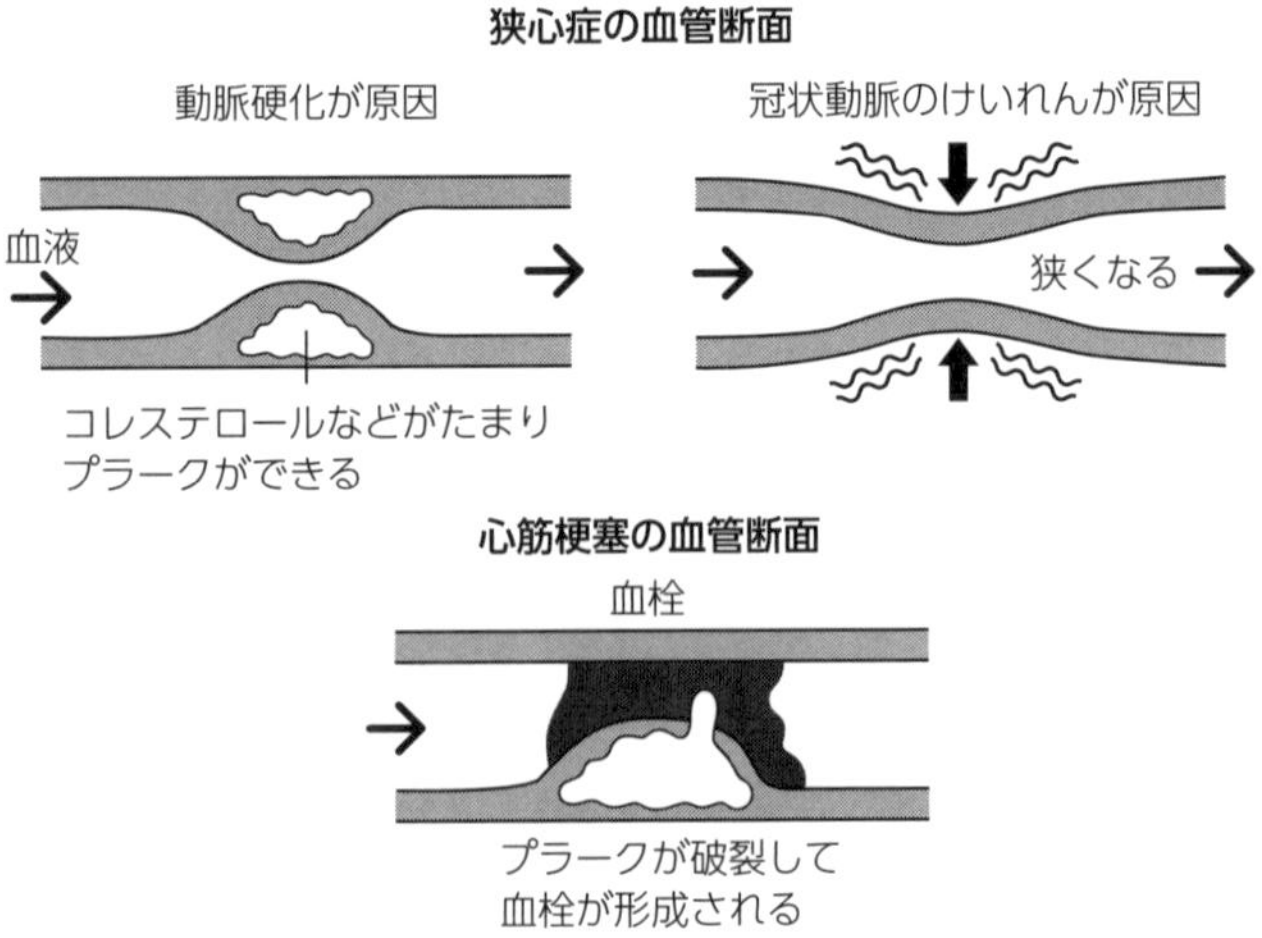

などの際に多くの血液が流れる必要があるときにも血液が十分流れることができなくなり、心臓に痛みが生じます。これを労作性狭心症と言います。重症 SAS ではこの状態を促進する可能性が指摘されています。一方、狭心症の中には、血管には軽い変化がある程度で狭くはなっていないのに、何らかの刺激が与えられると非常に強く縮んで血液が流れなくなり胸痛を起こすものもあります。これを冠攣縮性狭心症（安静時狭心症）といいます。では、これらが進行すると心筋梗塞になるのでしょうか。実は心筋梗塞は、動脈硬化の過程でそれほど固くならない状態で、それほど狭くもない時に、粥腫の中の油のたまった部分を覆っている薄い組織に炎症が起き表面がただれてしまい、

一部が裂けて中の脂質が突然飛び出すことによっておこることが多いと言われています。この時、私たちの体は、血管がけがをしたと判断して、これは大変と、血小板や血を固める元の物質を総動員して、そこを修理しようとします。その結果血の塊（血栓）ができ、これが突然冠動脈に詰まって心筋梗塞になります。この血管の炎症に対しては、SAS で起こる低酸素状態も悪化要因と考えられています。

と関連するかといった細かい点はよくわかっていません。

6　突然死

〝突然死〟というのは、誰にでもわかるようで、実ははっきりした定義のない言葉で、様々な学会等で別々の定義を使われることがあります。米国心臓病協会では、「急性症状、徴候の出現直後から24時間以内の死亡」と定義していますが、自殺や事故、殺人等は含まれません。多くの突然死は心臓疾患、特に心筋梗塞が原因であると考えられており、その次に脳卒中が挙げられています。さて、こうした突然死とSASに関係があるのでしょうか。我が国の循環器内科医でSASの専門家となられた草分けである、愛知医科大学の睡眠学講座の元教授の塩見利明先生は、高度の肥満があり、重症の無呼吸を生じる肺高血圧症の患者さんがご家庭でトイレまで歩いていく最中に突然死をされたことを2000年に報告されました[39]。当時、肺高血圧症は非常に治療しにくい病気で亡くなる方も多かったのですが、逆に高度の低酸素状態は肺高血圧を悪化させることも知られており、この患者さんはこうしたことが誘因で突然死をされた可能性もあります。

一方、米国のメイヨークリニックから、SASと突然死の関係について重要な報告がなされました。一つは、2005年に発表された報告です。SASのない患者さんでは、通常心筋梗塞が起きやすい時間帯は起床後の午前中なのですが、心臓由来の突然死をしたと分かったＳＡＳ患者さんでは、夜中の０時から朝の６時までが最も多かったという報告です。[40] 特に夜間に亡くなった方では、昼間に心臓疾患で亡くなった方に比較して重症のＳＡＳだったこともわかりました。その後同じメイヨークリニックのグループから、詳しい睡眠の検査（ＰＳＧ）を行われた１０、７０１人の患者さんのうち15年間の間に突然死をした、あるいはしかけた患者さん１５２人の夜間睡眠精密検査の結果を詳しく解析した結果が発表されました。[41] この発表では、こうした突然死をした、あるいは突然死をしかけた患者さんのＳＡＳの特徴は、無呼吸や低呼吸になる回数（ＡＨＩ）が多いのではなく、夜間に起こる酸素飽和度の低下が高度であったということでした。特に、夜間に酸素飽和度が78％より低くなる人で突然死が多かったことがわかりました。このことは、ＳＡＳが循環器疾患に対して与える影響としては、無呼吸の回数より、どのくらい夜間に酸素が下がるかが、より重要なことを示していると考えられます。同じころ、ＳＡＳ患者さんで突然死をした25人の病理解剖をしたという研究が中国から発表されましたが、この中では、６人では明らかな心臓の異常は認められないものの、残りの19人では、11人が心臓肥大あるいは心臓の筋肉に問題のある状態であり、残り８人で冠動脈疾患があったことが報告されています。[42] 心筋の異常がある患者さんでは特に心臓の右側に問題があり、高度の肥満があったとのことで、このことは、肺高血圧のある患者さんであったことを示しており、先の塩見先生が報告された突然死をされた症例に似た患者さんが多かったと考えられます。

透析患者さんには、透析に至るような高血圧や糖尿病などの危険な疾患をお持ちの患者さんも多いのですが、こうした透析患者さんを対象として検討した報告で、ＳＡＳのある人は、ＳＡＳのない人に比べて、糖尿病などのいろいろな疾患も多かったけれども、４年間観察しているうちに、突然死を起こす率が３倍以上であったことも報告されています[43]。したがって、透析患者さんでは、ＳＡＳの有無に特に気を付けておく必要があると考えられます。

先にも書いたように、ＳＡＳの患者さんやそのご家族から、夜中に息が止まってしまって、そのまま死んでしまいませんか、という質問をよく受けます。今まで書いてきましたように、通常息が苦しくなると目が覚めて呼吸を再開するため、あるときに息が止まってそのまま息を吹き返さないことが起こることはまずありません。しかし、本稿に書いたように、高度のＳＡＳが血圧などの大きな変化を通じて引き金を引いて夜間に心疾患などを引き起こして、それが原因で夜中に亡くなる可能性がＳＡＳ患者さんに多いことは否定できません。しかし、これはあくまでも重症のＳＡＳ患者さんの場合で、私の外来に見える多くの患者さんでは、そこまで心配するような重症ではないと考えられます。

7　心不全

心不全という病名自体は知らない方はいらっしゃらないと思います。ただ、多くの方は〝心不全〟という病気があると考えていらっしゃるのではないでしょうか。しかし、実は、心不全というのは、あらゆる心臓病の結果、心臓の力が落ちてしまって、その人の身体や活動を支えるのに十分な血液が送り出せなくなった状態、あるいは、血液の循環が滞ってしまって肺や全身に血液がたまってしまった状態（うっ血）を指しています。ＳＡＳと心不全というと、一見関係がないように思われますが、実は、心不全が生じるとＳＡＳが出現したり悪化したりしますし、一方ＳＡＳが心不全を発生させたり悪化させたりすることもある、という密接な両方向関係があるのです。

まず、ＳＡＳが心不全を悪化させる、とはどういうことでしょうか。まず、これまで何度か書いてきましたように、閉塞性のＳＡＳは、口を閉ざして息を強く吸おうとするために胸の中の圧力（胸腔内圧）が大きく下がってしまいます。その結果、心臓に向かっていた全身からの静脈の血液は、胸の中に吸い寄せられてしまい、それにより普段より多い量の血液が急に心臓に入っていくために、静脈が最初に到着する心臓の右側（右心房・右心室）が急に膨れることになります。これにより、心臓として最も重要な左側の心室が押されて動きが妨げられるために、全身に十分な血液を出せなくなってしまうのです[44,45]。また、重症SASによって起こる低酸素や長い息止めは、戦いの自律神経である交感神経系を非常に興奮させてしまいます。その結果体中の動脈が収縮して細くなり、特に息を再開したとたんに急に血圧と脈拍が同時に上がってしまいます。すると、本来十分休んで前日の疲労を回復するべき夜間に、心臓には繰り返し大きな負荷がかかった状態になり、特にもともと弱った心臓では、夜間に心臓からの血液の送り出す量が大きく低下してしまいます。さらに、特に弱った心臓を持った患者さんでは、こうしたことが長く続くことで心臓の動きがさらに悪くなることがあることが報告されています。

一方、もともと心臓には問題がなかった人でも、重度の閉塞性のSASがあると、長年こうした夜間の過労が続く結果、新たに心不全を起こしてくる可能性が高くなることが報告されています[46]。ただし、こうしたことを起こすのは、あくまで一部の重症SAS患者さんです。

では、心不全がSASを生じさせたり、悪化させたりする、とはどういうことでしょうか。まず、心不全が悪化すると、血液の滞りが発生します。心臓の右側（右心室）が主に悪いと、体中から戻ってきた血流が右心房や右心室にスムーズに入れない結果、体全体に血液がたまった状態になります。このとき、血液のたまりがすぐにわかるところとしては、足の甲や脛があり、まずここが腫れてきますが、こうしたことが起こっているときにはすでに体の中全体も腫れていま す。そうすると、のどの周りにも腫れが生じる結果、空気の通り道が狭くなり、夜間に閉塞性の

ＳＡＳの悪化が生じます。前に書いたように、閉塞性のＳＡＳが重症になれば心臓に負荷をかけてしまうため、心不全がますますひどくなる可能性が出てきます。

一方、こうした閉塞性のＳＡＳとは別に、重症の心不全患者さんで呼吸が異常になることが古くより報告されています。こうした患者さんでは、喉のつまりがないのに呼吸そのものが弱くなりしばらく止まってしまい、しばらく無呼吸の時間を経たのちにまた少しずつ息を始めて、今度は大きく早い呼吸をするようになります。こうした無呼吸と過呼吸がいびきなしに交互に続く呼吸を、その呼吸を報告したお二人の先生方の名前を冠して、チェイン・ストークス呼吸と呼びますが、この２人のことについては本書のはじめのコラム１に詳しく書きました。この呼吸が起こるのは、心不全によって、起きているときに肺に血液が滞るため息苦しくなり必要以上の呼吸をしていることが基本にあります。睡眠すると、こうした過剰な呼吸が弱まって、しばらく無呼吸になります。無呼吸になると酸素濃度が下がり、二酸化炭素濃度は上がりますが、心臓が悪いため、こうした肺での酸素や二酸化炭素の変化が脳に伝わるのに時間がかかり、必要な呼吸が始まらず、ようやく呼吸を始めた頃にはすでに大きく酸素濃度が下がったり、二酸化炭素濃度が上がったりしているため、これは大変、とばかりに強く早い呼吸が生じてしまいます。こうしたチェイン・ストークス呼吸は心臓の治療がうまくいって心臓の機能が回復すると自然に消えていきます。しかしコラム10に書いているように、現在、このチェイン・ストークス呼吸が心臓の収

〈コラム 10〉 チェイン・ストークス呼吸は心臓に悪いのでしょうか？

重症心不全患者さんで生じる中枢性無呼吸であるチェイン・ストークス呼吸は心不全患者さんあるいはその心臓に悪い結果を招くのでしょうか。こうしたチェイン・ストークス呼吸をうまく消すことができる呼吸器が 2000 年頃に発表されたため、この機器を用いることで、心不全患者さんの心臓の機能を回復させることができ、寿命が延びるに違いないということで、特に 2010 年前後に多くの研究がなされました。多くの初期の比較的小さな研究では、この新しい機器でチェイン・ストークス呼吸を消した患者さんの心臓の機能が回復し、入院が減り、寿命が延びそうだ、という結果が発表されました。このため、このことをさらにたくさんの重症の心不全患者さんで証明しようと、SERVE-HF 研究という全世界での大規模な検討が行われました(47)。この研究では、心臓の収縮が非常に悪い、チェイン・ストークス呼吸をしている患者さん 1325 人を、サイコロで決めるような方法で 2 つのグループに分けて、片方では、チェイン・ストークス呼吸を消すような呼吸器をつけ、もう片方では何もつけずに普通の心不全の治療を行いました。すると、呼吸器をつけた患者さんでは、確かにチェイン・ストークス呼吸は非常に少なくなっていたのですが、入院したり、亡くなったりした数は、どちらのグループでも変わりませんでした。世界中が驚いたのは、むしろ呼吸器を使ったグループの方が突然亡くなった患者さんが多い傾向にあったことでした。つまり、こうした心臓の収縮が落ちた患者さんでチェイン・ストークス呼吸を無理に消しても患者さんにはメリットがないことがわかり、チェイン・ストークス呼吸そのものは患者さんに悪さをしていないのだろうと考えられるようになりました。一方で、このチェイン・ストークス呼吸があるために夜間に頻回に目が覚めて、昼間ぼんやりしてだるくなっている患者さんもいらっしゃいます。こうした方の中には、この呼吸器治療を行うことで、非常にすっきりされる方もいらっしゃいますので、こうした面では有効と考えられています。

縮が大きく落ちた患者さんに生じている場合、ＣＰＡＰ以外の呼吸器（ＡＳＶという機器）で治療する際には、かえって悪化させることも考えられるため、かなり慎重に行う必要があると考えられています。

以上のように、心臓の状態が悪化すると閉塞性のＳＡＳと中枢性のＳＡＳ（チェイン・ストークス呼吸）のいずれもが生じる可能性があります。ですので、心臓が悪くなって入院された患者さんの非常に多くたちＳＡＳが認められます。私たちも、こうした患者さんでＳＡＳの有無やその程度を検討しましたが、入院時と比べて退院されるときにはかなり改善されていることを確認して報告しました。[48]

8　糖尿病

糖尿病も将来の血管病を増やす大きな原因です。肥満がひどくなるにつれて、喉の周りに脂肪がつくことによってＳＡＳ患者の割合を増加させるとともに糖尿病の悪化ももたらします。では、ＳＡＳは糖尿病に影響を与えるのでしょうか。まず、睡眠の悪化や短縮が糖尿病にどのような影響を与えているかについてですが、２０１４年に発表されたラットでの研究結果では、睡眠時間を変えずに睡眠の途中で強制的に覚醒させて血糖やインスリンの分泌を検討しています。[49]その研究によれば、睡眠を妨げられたラットでは、インスリンが血糖を低下させる力が弱くなっていました。ヒトでは、睡眠時間を制限して血糖を抑える力がどうなったかを調べた研究がいくつかあります。このうちの一つで4時間睡眠を6日間させた研究結果によると、ラットの研究と同様に、血糖の上昇を抑える力が弱まっていました。[50] また、別の研究で5時間に睡眠時間を制限しても同様の結果でしたが、この研究では、眠気を取る特殊な薬物を使用してみても結果は同様で、眠気自体の問題で血糖のコントロールが悪化するのではないことが示されました。この研究では、血中のノルアドレナリンやアドレナリンといった交感神経の状態を示すホルモンが測定されましたが、こうしたホルモンが上昇しており、つまり、睡眠不足によって交感神経が緊張して、これが血糖のコントロールを悪化させていたと考えられました。[51] 睡眠時間と糖尿病の患者さんの発生頻度を見た研究がいくつもありますが、睡眠時間が短すぎても長すぎても糖尿病になっている人が多い、という結果もありますが、短い時だけ糖尿病の悪化の頻度が増える、という報告もあります。[52] 少なくとも、短時間睡眠は糖尿病に悪影響を与えるようです。

では、ＳＡＳではどうなのでしょうか。ＳＡＳでは、患者さんによって朝方早く目が覚めるなどして睡眠時間が短くなる方もいらっしゃいますし、睡眠時間はむしろ長いのだけれども、非常に頻回に目が覚めるために、毎晩浅い睡眠しかとれない方もいらっしゃいます。日本からの研究結果では、かなり重症なＳＡＳ患者さんへの、たった一晩のＣＰＡＰ治療によって、食後3時間で測定した血液中のインスリンの濃度はＣＰＡＰ治療前と変わらないのに、血糖値は10mg／ml程度低くなっていたということが示されています[53]。このことは、睡眠不足の時と同じようにインスリンが血糖を下げる力がＳＡＳで低下していた（インスリン抵抗性が上昇と言います）ことを端的に示しています。つまり、睡眠不足やＳＡＳでは、血糖がやや上昇することが推測され、少なくとも重症のＳＡＳを放置しておくと、糖尿病を治療中の患者さんの血糖コントロールが悪化する可能性が高いと言えます。ＳＡＳが血糖コントロールを悪化させる原因としては、頻回の覚醒、あるいは不十分な睡眠、さらには低酸素状態や高炭酸ガス状態などによるストレスがもたらす交感神経の緊張と低酸素状態そのものが主な原因と考えられています。血糖コントロールにおいても、やはり、質の良い睡眠が重要なのです。

では、ＳＡＳになると新たに糖尿病になる危険性があるのでしょうか。この点に関しても数多くの疫学研究がなされてきましたが、危険性が上昇するというものもあれば、変わらない、というものもあります。ＳＡＳ患者さんを対象とした疫学研究では、肥満の方は糖尿病になりやすいのと同時にＳＡＳにもかかりやすいという性質があるために、新たに糖尿病にかかったのがどちらの影響なのかがわかりにくいという、結果の判断に難しい点があります。現時点の考え方では、ＳＡＳはそれ自体では新たな糖尿病を生む直接の元凶とはなっていないと考えたほうがよさそうです。

第4章

SASの見つけ方と治療法

1　隣の方の顔つきは？

まず、睡眠時無呼吸症候群（ＳＡＳ）の患者さんの外見にはどのような特徴があるのでしょうか。本書の初めの方で書きましたように、多くの場合にＳＡＳは肥満に関係していますので、太っている方、特に男性で太った方はＳＡＳの可能性が高くなります。当然、相撲部屋などではＣＰＡＰによるマスク治療を行っている人が非常に多くなります。しかし、前にも述べたように、特に日本人のＳＡＳ患者さんには非肥満の方が多いことがわかっており、私のこれまでの患者さん方でも半分はＢＭＩが25以下の非肥満体形です。こうした方では、喉や顎の形が無呼吸を起こしやすい特徴があり、口を開けてもらった時に、口蓋垂や扁桃が見えないとか（Ａ）、下顎が小さい（Ｂ）、顎先と喉を結んだ線に指1本が入るほどの隙間ができない（Ｃは隙間のある例、Ｂが狭い例）、などといった特徴があります（図1）。

もちろん、こうした人がすべて高度のＳＡＳというわけではありませんが、我々のように常日頃診療を行っている人間からは、道を歩いてるときにもこうした人を見ると、もしかして、とつい思ってしまいます。

図1　口腔内の様子

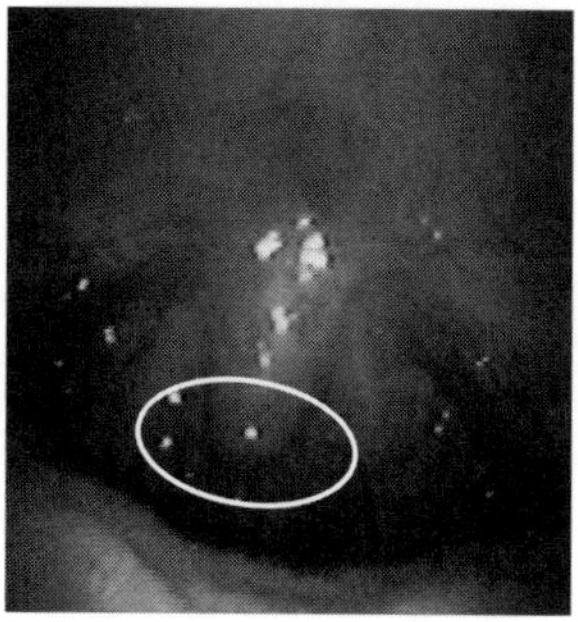

A　口腔内がよく見える例、印の部分は口蓋垂

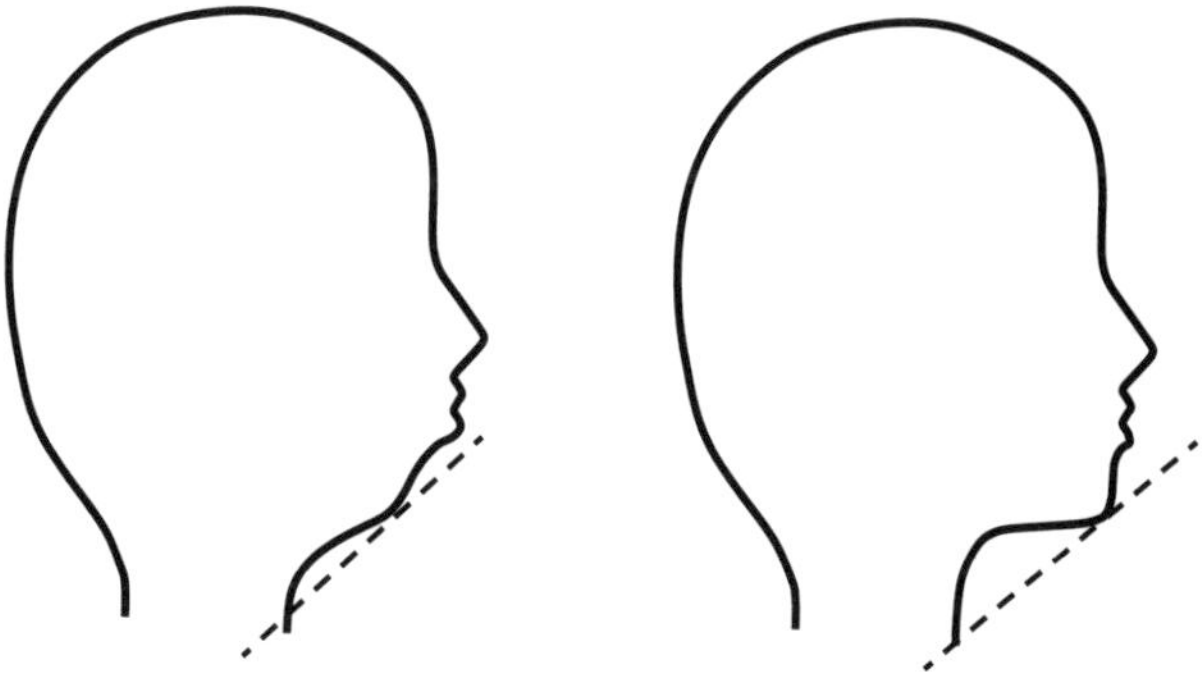

B　小顎の例

C　下顎と喉の中央
（輪状軟骨部）を結ぶ線

2　病院での検査

さて、それでは、ご自身が眠気でお困りとか、奥様あるいはご主人から、息が止まっているよ、と言われたりしたときには、どこに行ったらいいでしょうか。そもそも、睡眠時無呼吸症候群とは何科の病院に行くべき病気なのでしょうか。歴史的に見てみると、眠気、という症状があるために以前から精神科や神経内科の先生方が診療をされていました。一方、いびき、という症状から、耳鼻科を訪れる患者さんも多く、耳鼻科の先生方の中で、かなり以前からこの病気に取り組んでこられた先生方もいらっしゃいます。また、読んで字のごとく、無呼吸、という呼吸の病気、といった観点で呼吸器内科に相談される患者さんもあり、この分野の先生方も古くからこの病気に取り組んでこられました。一方、2010年に日本循環器学会が、睡眠時無呼吸症候群（睡眠呼吸障害）の診療に関するガイドラインを発行し[54]、高血圧や冠動脈疾患、不整脈など幅広い循環器疾患に関連しているということが広く知られていった経緯より、一見SASとは何の関係もない、私を含む循環器内科の先生の中にも現在SAS診療を行っていらっしゃる方も多く見られます。また、主に糖尿病や高脂血症・高血圧など生活習慣病を取り扱うクリニックでもかなり多くの先生方もこの病気の検査や治療をなさっています。つまり、今や何科の病院が診ている、という状況ではなくなっているので、まずは、かかりつけの先生やお知り合いの先生がいらっしゃるようであれば、そこで尋ねていただくのが良いと考えられます。また、最近ではそのクリニックのホームページを見ていただければ、検査を受けることができるかどうかがわかります。また、日本睡眠学会のホームページ（jssr.jp/list）には、睡眠専門医、睡眠専門医療機関が掲載されていますので、特に専門性が高い診療を行っている医療機関を探す際にはこれもご参考になると思います。

病院では、お話を聞いたりした結果、あるいは前に書いたような顔つきの特徴から、この患者さんはＳＡＳの可能性がある、と判断したら、一般にはまずはご自宅でできる簡易の睡眠検査から行います。これは、小さな機械を自宅に持って帰ってもらい、寝る前に鼻チューブ、胸ベルト、指先の酸素飽和度測定センサー（パルスオキシメーター：中にはこれだけのものもあります）などを装着して一晩検査するものです（図2）。メーカーによりいろいろなものがありますので、一概には言えませんが、それほどうっとうしいものではありません。検査会社からご自宅に郵送されてくる場合もあります。この検査で、ＳＡＳが強く疑われる、あるいは、何らかの睡眠障害がある、と判断されれば、専門の施設であればそこで、また、睡眠障害の専門施設でなければ専門施設に紹介してもらい、さらに詳しい検査を行うこととなります。この簡易の睡眠検査で非常に重症の場合、すぐに治療を行うこともあります。

図2　簡易の睡眠検査装置

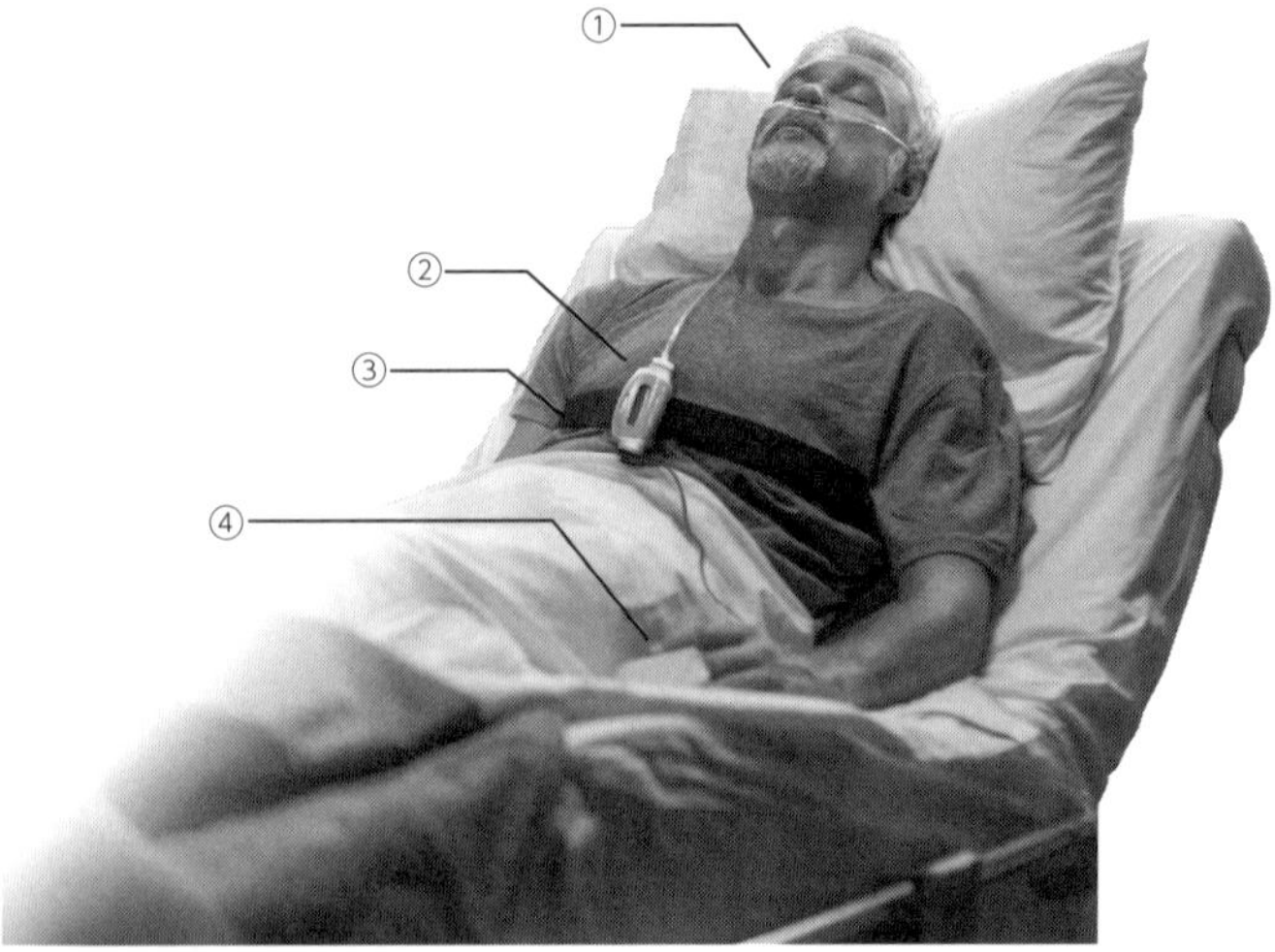

①（気流センサ）
②（体位のセンサ）
③（胸腹部運動センサ）
④（酸素濃度センサ）
（スマートウォッチ PMP300-EL，提供　アイ・エム・アイ）

〝さらに詳しい検査〟というのは、入院していただいたうえで、脳波によって睡眠の状態を、胸やおなかに付けたベルトと鼻と口のセンサーで呼吸の状態を、さらには睡眠段階を見るために目の動きを、また、筋肉の活動を見るのに顎や足のセンサーを、そして、指先で酸素飽和度をみるためのセンサーを、また心電図も、といったように、非常にたくさんのセンサーを駆使して、睡眠や睡眠にかかわる病気の状況を一晩詳しく検査します。また、病院によっては、カメラを付けて一晩中の呼吸や体の動きを観察しています。これを終夜睡眠ポリグラフィー（ＰＳＧ）といいます。費用は、保険の種類や施設によってかなり異なりますが、３割の保険負担の方で、おおむね3万円（金額は令和5年価格、以下同）程度となることが多いようです。

このＰＳＧ検査を行うことで、自宅での簡易検査によってわかる情報だけではなく、ＳＡＳによって、あるいはそれ以外の原因によって、気が付かない程度の短い覚醒がどの程度起こっているのか、あるいは、それにより深い眠りがどの程度妨げられているのか、といった眠りの質に関する情報が分かります。また、睡眠の段階別や睡眠中の体位別（上向き・横向きなど）のＳＡＳの程度、足の不随意運動などといった他の睡眠を妨げている要因を見出すこともできます。

さらには、いったんマスク治療を開始した方で、マスクをした状態でこの検査を行うことによって、治療開始前のＰＳＧ検査時と比較してどの程度ＳＡＳと睡眠が改善しているのかを判定することもできます。また、後に述べるマスクの圧設定が低すぎて無呼吸が残っていないか、逆

図3　終夜睡眠ポリグラフィー検査のモニター装着後の状態

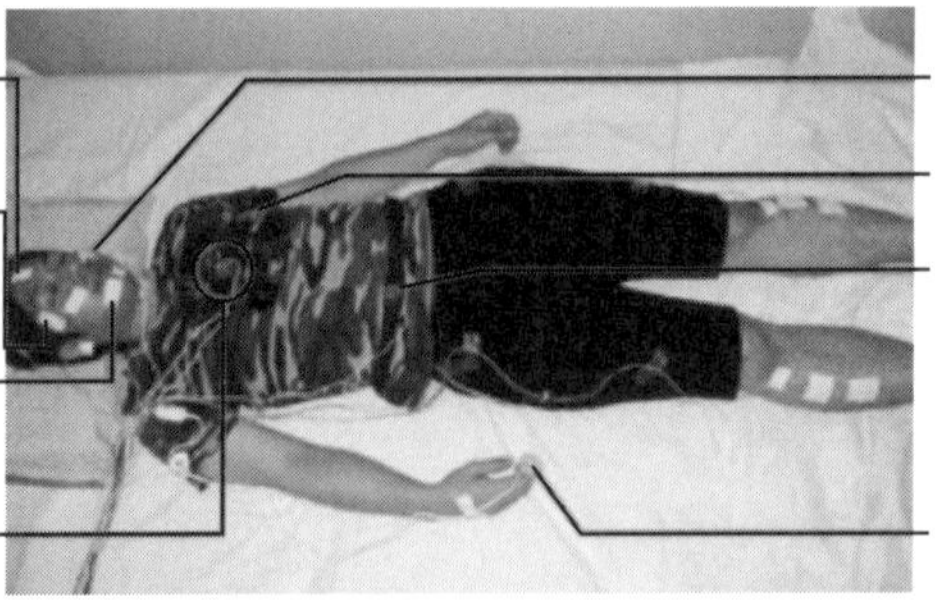

原則として入院して行う終夜睡眠ポリグラフィーでは、頭部に脳波を計測する脳波モニター電極を、左右の眼球の外側に眼電図電極を、鼻と口に気流センサを装着します。さらに、唇の下の部分に、顎の筋肉の動きを検知するモニターを付けて、睡眠中の筋肉の緊張を測定します。体部では、心電図の電極と、胸と腹の動きを検出するバンドを１本ずつ装着し、また、どちらを向いて寝ているかを見る体位センサも装着します。また、指先に酸素飽和度を測定するパルスオキシメーターを付けます。足にも筋肉の動きを見るセンサを装着します。これらから出る電線はすべてを外部の機器に接続する場合もありますが、その場合には、例えば、検査中にトイレに行くのが大変になります。最近では、体に送信機を付け、ここに電極を接続して無線で管理するものもあります。こうした機器では患者さんは動きやすくなります。

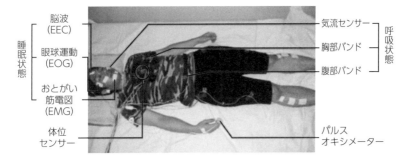

に高すぎて睡眠を妨げていないか、といった点を一晩中技師さんが患者さんの状態を観察しながらマスクの圧力を変えながら調べることにより、その方にとっての最良のマスク圧を知ることで、より快適な睡眠を得ることができるようにする検査を行う施設もあります。

3　治療の目的

医学における治療の目的は大きく分けて2つあります。一つは、その患者さんが痛いとか苦しいとかといった病気によって生じる不快な症状を取り除くことです。例えば不整脈であれば、動悸や息苦しさの症状ですが、ＳＡＳでは前に書いたように昼間に眠たくて困る、夜中に息苦しい、夜間にトイレに行く回数が多くて眠れない、といったことになります。これは、患者さんが毎日感じるものであり、生活に支障をきたすものですから、何とかして取り除く、または完全に取り除くことができなくてもできる限り症状を軽くしなければなりません。ただし、こうした感覚は全く主観的なものですから、直接測定することはなかなか困難なことが普通です。もう一つの重要な目的は、生命や生活に支障をきたすような重大な病気の悪化を止めたり改善したりする、あるいはその発症を予防することにより、寿命、あるいは健康寿命を伸ばすという目的です。ＳＡＳに循環器内科医がかかわるようになった理由は、前にも書きましたように、ＳＡＳが高血圧や心臓病の発症や悪化に影響していることがわかってきたからです。つまり、循環器疾患に対して、現在我々循環器医が行っている投薬治療や様々なカテーテル治療、あるいはペースメーカーの植え込みなどと並んで重症ＳＡＳの治療が患者さんの将来を左右することになるため、とくに重症のＳＡＳ患者に対する治療が重要となります。ただ、先にも述べましたが、現時点ではＳＡＳの治療を行った結果、明らかに寿命が延びた、病気が減った、といった研究成果は、中規模までのものは数多くあるものの、まだ十分に大きな研究ではっきりと確認されていない段階で、現在も様々な研究がこうした点を確認するために進行中なのです。

いずれにしても、眠気その他の症状がある、または重症である患者さんは直ちに十分に治療する必要があります。治療方法には大きく分けてマスク（ＣＰＡＰ）治療とマウスピース治療とそのほかの治療があり、次項から、それを順次説明します。扁桃やアデノイドの手術を除いていずれの治療法も根本的に治療ができるわけではなく、現時点では、大半の治療はちょうど視力が悪い方に眼鏡をかけるようのと同様で、その装置を付けることで夜間に十分呼吸ができるようになるものの、元のＳＡＳが根本的に治るわけではありません。よく患者さんから、マスクは何年くらい使えばＳＡＳがよくなるのでしょうか、という質問を受けますが、残念ながら、肥満の方が痩せる以外は、長く行ったとしてもＳＡＳが消え去ることはありません。

4　CPAP

ＣＰＡＰ（シーパップ）とは、持続的陽圧呼吸療法の意味ですが、器具としてのＣＰＡＰは次のコラムにあるように、約40年前に開発され、その後改良が重ねられ、現在のように小型で、静粛性の高いものとなりました。ＣＰＡＰが行っていることは、息を吐くときに抵抗を付けて鼻からのどにかけての呼吸の通り道に一定の圧をかけておくということです。つまり、水道水の出ているホースの先をふさいで圧力を上げて、ホースを膨らませているのと同様な原理で気道を膨らませています。あくまでも空気だけを供給しており、酸素を出す装置とは全く異なります。この圧力によって、重力で閉じてしまう患者さんののどを開くものです。ＣＰＡＰは圧力を発生する本体とマスク、それに本体とマスクをつなぐチューブからなっています。機械からは、マスクに向かってチューブの中を一方通行で、ある圧力を持った空気が常時送られています。呼吸して人体から出てくる空気はマスクの周囲にある小さな穴からマスクの外に出ていく仕組みなので、吐いた自分の息を再度吸うことはありません。

では、どの程度の圧をかければよいかはどのようにして決めるのでしょうか。現在のＣＰＡＰは機械がのどにつまっているかいないかを自動的に判断し、それによって圧を自分で上下させま

図4　CRAPとその原理

CRAP（シーパップ）装着中

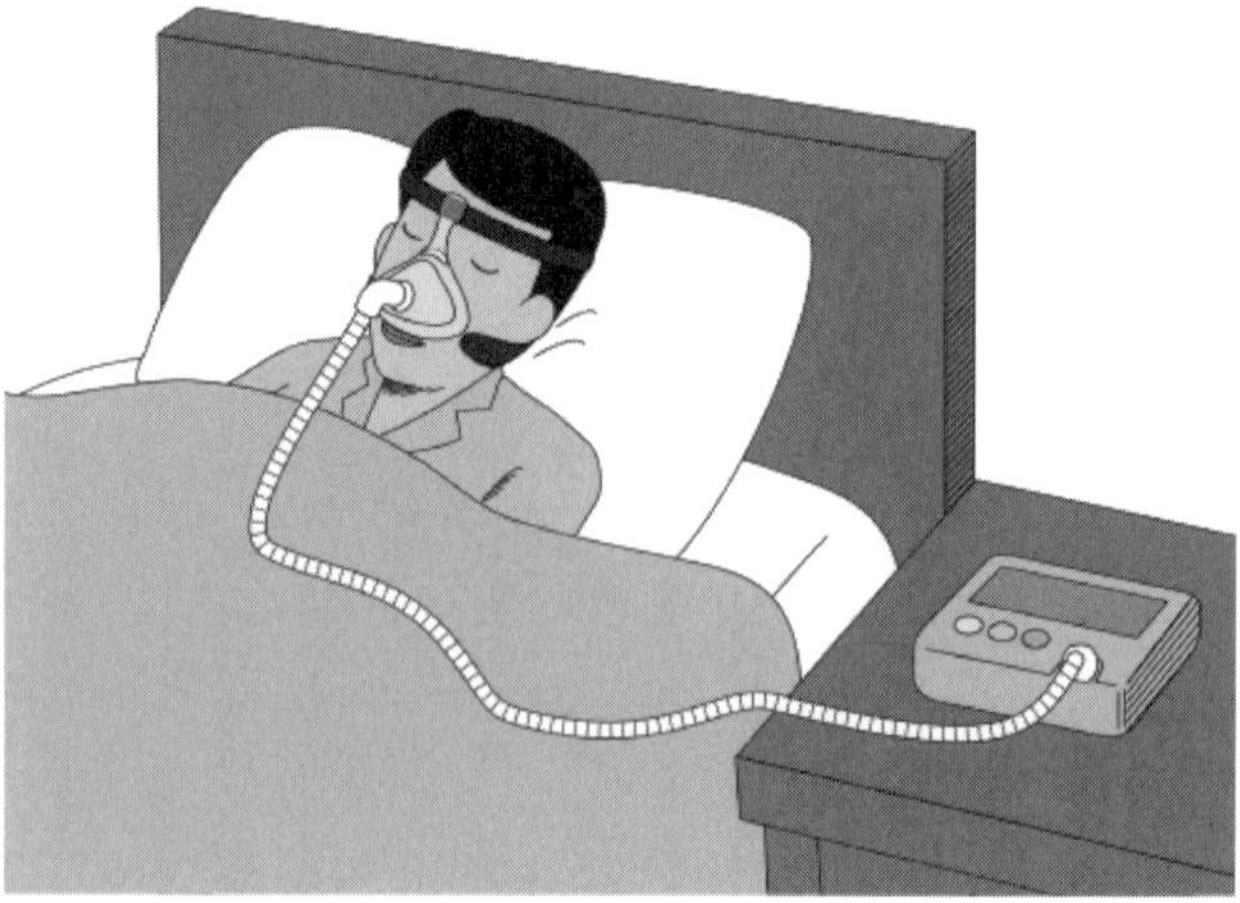

（日本呼吸器学会 HP より引用）

CRAP 装着前

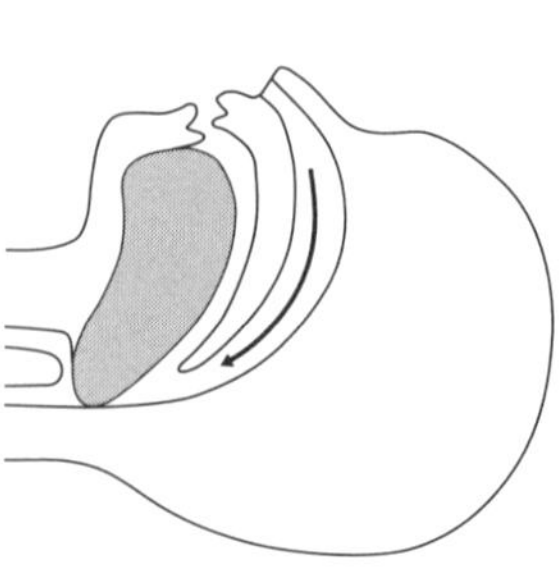

CRAP 装着後

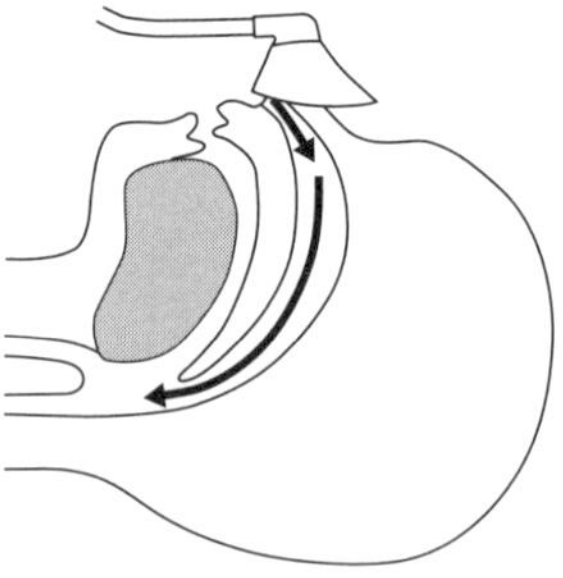

す。この方法だけで多くの患者さんに適当な圧力を加えることができます。しかし、この点が機械任せではわかりにくい患者さんに対しては、一晩泊って頂き、検査技師が脳波をはじめとして多くの患者さんの情報をモニターしながらＣＰＡＰの圧を上げたり下げたりすることで、気道が開く最小圧を見つける作業を行うこともあります。これをタイトレーションと呼んでいますが、かなり労力のいる検査・治療ですが、詳しく患者さんの脳波を見ながら微妙に調整を行うことで、ＣＰＡＰを使いづらかった患者さんが、その後、快適に長く使ってもらえるようになることも多々あります。以前はかなり武骨なマスクしかなく、機械の音もかなり大きかったので、かなり重症なＳＡＳ患者さんで、音など気にしている場合ではない、といった方にしか使いづらいということがありました。しかし、最近の機器は非常に静かで小型化し、マスクも鼻の孔だけに当たるもの、鼻だけ覆うもの、鼻と口の両方を覆うもの、など多彩となり、快適性は格段に進歩しています。中には幼児用のマスクもあります。ただし、希望すればだれでもが健康保険で使用できるわけではなく、保険を使ってＣＰＡＰを使用するには、ある一定以上の重症（入院ＰＳＧでＡＨＩ≧20／時）のＳＡＳである必要があります。使用料金は、在宅持続陽圧呼吸療法指導管理料といって、毎月の使用状況を確認して問題があれば指導を行う料金として2、５００円、ＣＰＡＰのレンタル費用として月に１０、０００円、材料費として1、０００円の合計１３、５００円の保険負担分がかかります。つまり、３割負担の方で、４、０５０円となり、これに再診料などが加わり約4、800円になります。

5 マウスピース治療

マウスピース治療もSAS治療ではよく用いられます。ただ、対象は、CPAPと多少異なって、主に比較的軽症で、やせ形の方に使用しています。原則的に肥満の強い方には有効性が低いことがわかっていますが、前にも書いたように、日本人では、非肥満体形のSAS患者さんも多いため、著者も、歯に問題がなく、適応があると考えられるような患者さんであれば積極的にマウスピース治療を勧めています。図6に示すように、マウスピースは、下の顎を前方に出すことが主な目的で、これによって舌や上あごの後ろにスペースを作って、息をしやすくするものです。歯科の先生が作成し、医療機関（病院・医院）から、診断書や紹介状をもらって行けば健康保険を使用して作成することができます。歯科の先生により、作成方法はかなり異なっており、様々な形のものがあります。いずれにしても、作成後にきちんと無呼吸が軽減していることをチェックすることが肝心です。顎を前に出すため、朝起床後に顎関節に違和感があることもありますが、多くは軽いもので、数時間で完全に消失します。また、歯の位置が多少ずれることがまれにありますが、実用上問題になることはほとんどありません。一般に無呼吸を取ることのでき

〈コラム 11〉 CPAP の発明

最初の CPAP の試験機は 1980 年にコリン・サリバン（Colin Sullivan）というオーストラリアの研究者によって作り出されました。1 時間に 90 回の無呼吸（低呼吸は含まれません）を生じ、酸素飽和度の低下が 68%にまでも達するような、極めて重症な SAS 患者さんに対して使用されたものでした。実は、サリバン先生のお母様はその 12 年前の 1968 年に早朝 5 時に突然亡くなっています。原因は、心筋梗塞だったようです。お母様は以前から甲状腺機能低下症を治療されていましたが、日頃からひどいいびきがあり、ある夜、いびきが止まったことでおかしいと思って寝室に行ったところ亡くなっていたとのことです。この夜の出来事がもとになり、サリバン先生は呼吸や睡眠の研究をされ、ついに SAS の画期的治療装置である CPAP を開発されました（図 5：文献 55 より）。この試験的 CPAP 装置は、その後改良されて、10 年後の 1990 年頃になりいくつかの会社から商業的に販売され、臨床現場で広く治療に供されるようになりました。発明後 40 年が経ち、CPAP に完全に置き換わるようなそのほかの治療法は確立されていません。なぜ、こんな“一時的に症状を治しているだけに思える”治療機器が延々と使用されているか、について、サリバン先生は、「なぜか CPAP だけが“姑息的”とか“一時的”と言われるが、ペースメーカーにしても、人工内耳にしても、本質的に病気を治しているわけではないのに、そうは言われないで長い間使われている。CPAP は視力を取り戻すことができるメガネに似たものだとおっしゃっています(55)。メガネには誰も一時的だとか姑息的とかクレームはつけないのですが。いずれにしても、最愛のお

図5　最初に開発されたCRAP

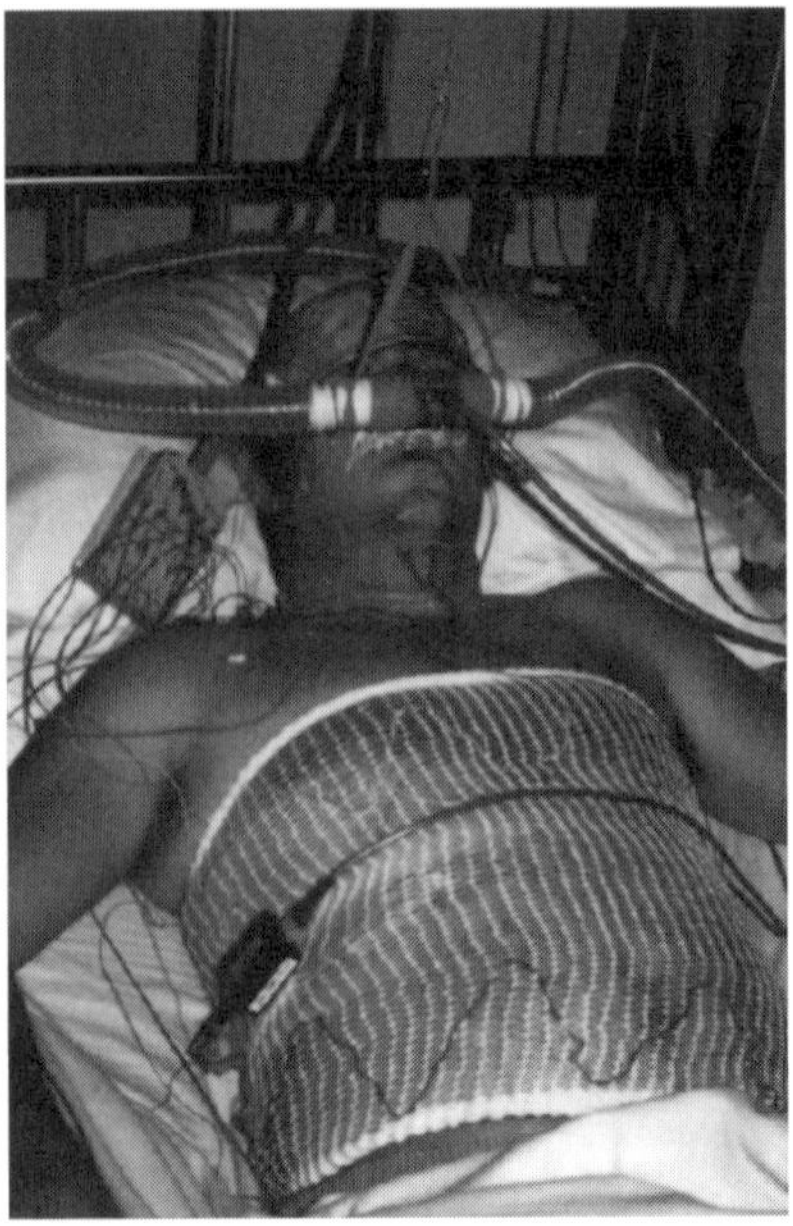

母様を間近で失ったことが原動力となり CPAP という素晴らしい機会が発明されたことが、この領域で仕事をする私にとっても感慨深いものがあります。

る能力はＣＰＡＰには劣りますが、違和感が少なく、朝までしっかり使用できる人が多いこと、そして、なんといっても通院が不要で経費が作成時だけなので長期的に非常に安いことが魅力です。時折問題と思うことは、ＳＡＳ用のマウスピースをほとんど作られた経験のない歯科の先生が多いため、こうした先生が作成された場合に、時に効果が不十分になってしまうことがあることです。先にも述べましたように、作成後に確認作業を行うことで、この点は改善できると考えます。作成に要する費用は、健康保険の３割負担の方で１５、０００～２０、０００円程度と考えられます。図８に挙げている分離型のものは、健康保険がきかず、また、特殊な作成過程を経るため、かなり高額になります。

6　そのほかのこれまでの治療法

(1)　舌固定装置（Tongue Stabilizing Device: TSD）

マウスピースは、比較的軽症な患者さんにはとても良いのですが、歯がない、あるいは歯に大きな問題がある場合にはさすがに使うことができません。こうした場合に試すのが舌固定（安定）装置です。これは、図９に示すように、おしゃぶりのような形をしており、舌を中に入れて

図6　マウスピース治療の原理

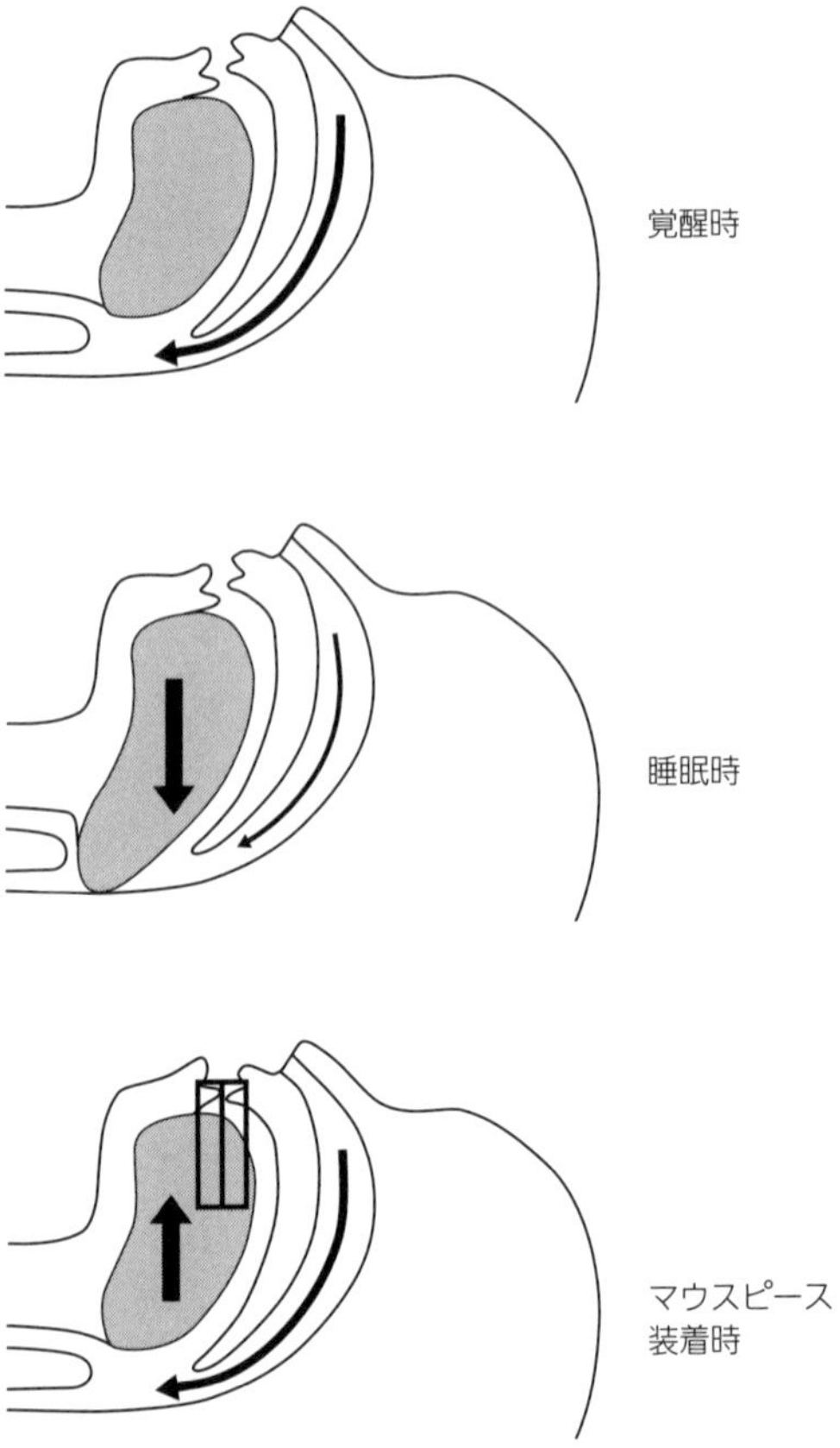

睡眠時無呼吸症候群の患者さんでは、睡眠時に下顎と下顎と一体化している舌が覚醒時に比べて後方に移動し、息の通り道（気道）を塞いでしまいます。マウスピースは、下顎の歯を前方に押し出すことで下顎を前方に移動させ、その結果、空気の通り道を確保します。

図7　モノブロック。下は装着例

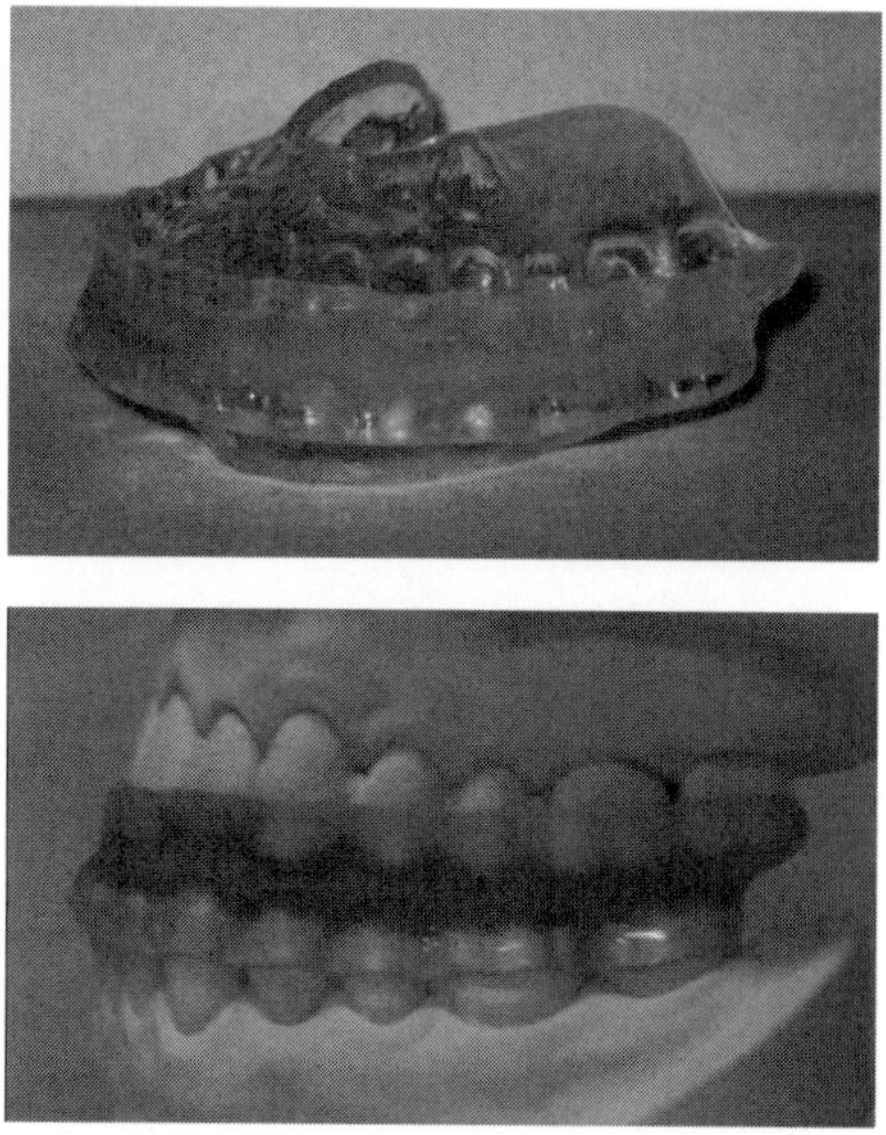

図8　マウスピース

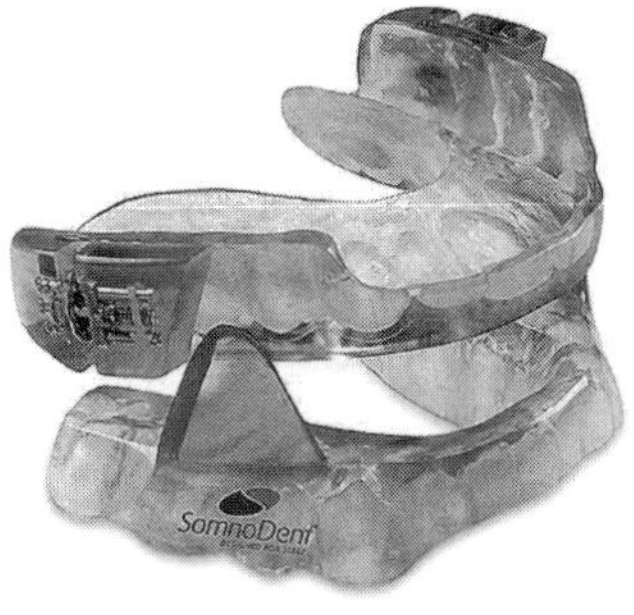

（提供　ソムノメッド）

図9　舌固定装置（舌用マウスピース）

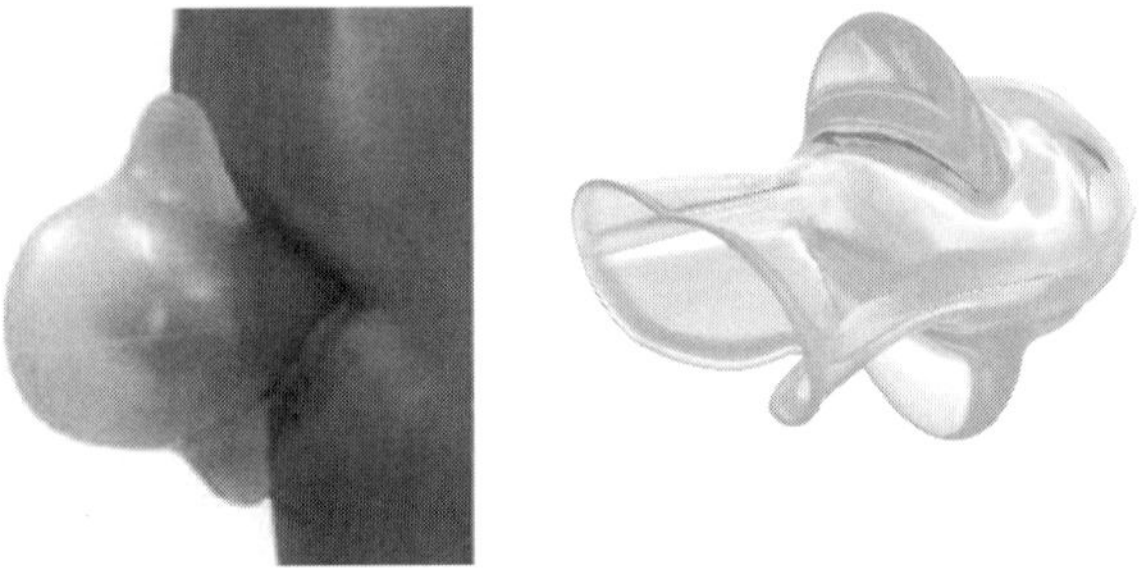

吸い付けて、前に出して唇に固定します。いわゆる、〝アッカンベー〟を強制的にさせるものです。問題点として、若い方では口の中でこうしたものを使用すると違和感がかなり強く眠れないことがあることが挙げられます。その点、ご高齢の方で、歯がない場合にうまくいくことがあります。ただ、構造上、外れやすいことが欠点です。外れやすいという欠点を補うために、こうした単純な吸引ではなく、機械で常時陰圧を作ってそれによって吸引して舌を前方に固定するような器具もあります。こうした簡単な機器でも、うまくいく方では、舌が前に固定されるために、ＳＡＳはかなり軽症になります。

(2)　扁桃・アデノイド摘出術、軟口蓋・口蓋垂・咽頭形成術

耳鼻科的な手術を行う方法で、かなり古くから行われています。術式はいくつかあります。一般的に扁桃肥大があると、ＳＡＳは悪化するため、ある程度以上の肥大があり、Ｓ

図10　軟口蓋口蓋垂咽頭形成術の例

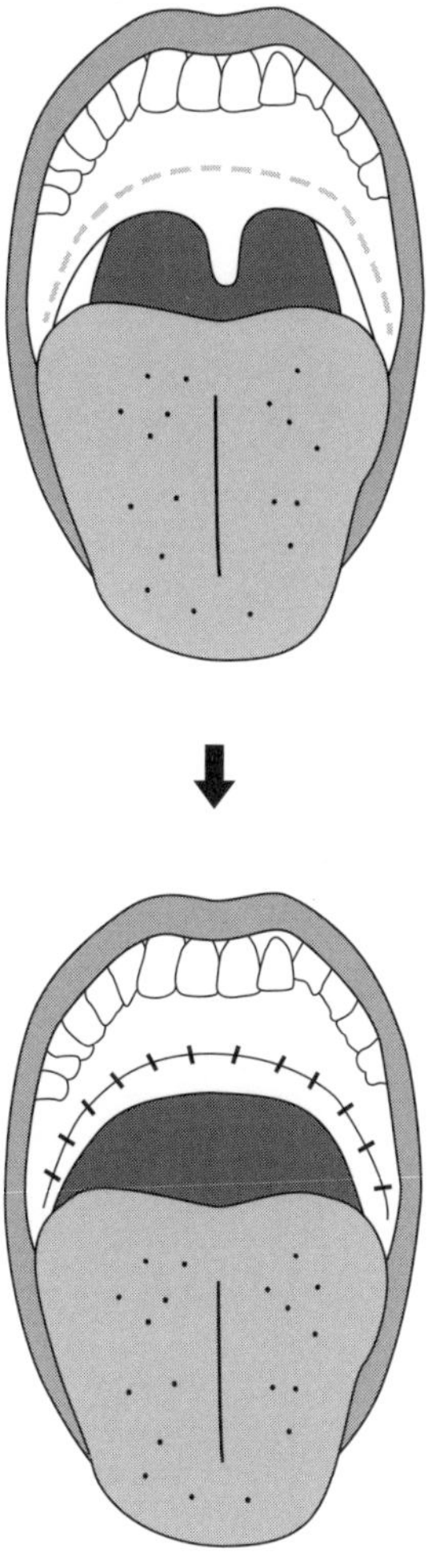

ＡＳがある程度以上重症の場合に扁桃摘出術が施行されます。ただし、必ずしも全員が非常に改善するとは限りません。特に小児では、扁桃肥大やアデノイド肥大が原因となっている場合が多いこと、ＣＰＡＰなど他の治療法が困難であることなどから第1選択となります。成人でも当然そうですが、特に小児においては、手術の危険も多少あるため、手術によってある程度以上改善が見込めることが検査などから十分確からしい場合に施行されます。扁桃やアデノイドが肥大していない場合には、図10のように、口腔内の天井の奥を切り取るような軟口蓋口蓋垂咽頭形成術がＳＡＳに対する手術として開発され、以前は、かなり頻繁に施行されていました。現在では、主には扁桃やアデノイド肥大の合併がある際に選択されています。その他、レーザーを使用して口腔内の天井の奥を切開する手術が、外来でできる治療としてされていたこともありましたが、合併症が多いことや後で強い引きつれが生じて食事をするのに問題が生じることもあることから、最近ではほとんど施行されていません。

(3) 顎顔面形成術

こちらは、軟口蓋口蓋垂咽頭形成術よりもさらに大掛かりな手術で１９８０年代から行われています。本邦では、少数の患者にしか施行されていませんが、米国では、比較的多くの患者で施行されています。顎顔面形成術としては、上下顎骨前方移動術があります。この手術では上顎と

図11　上下顎骨前方移動術の例

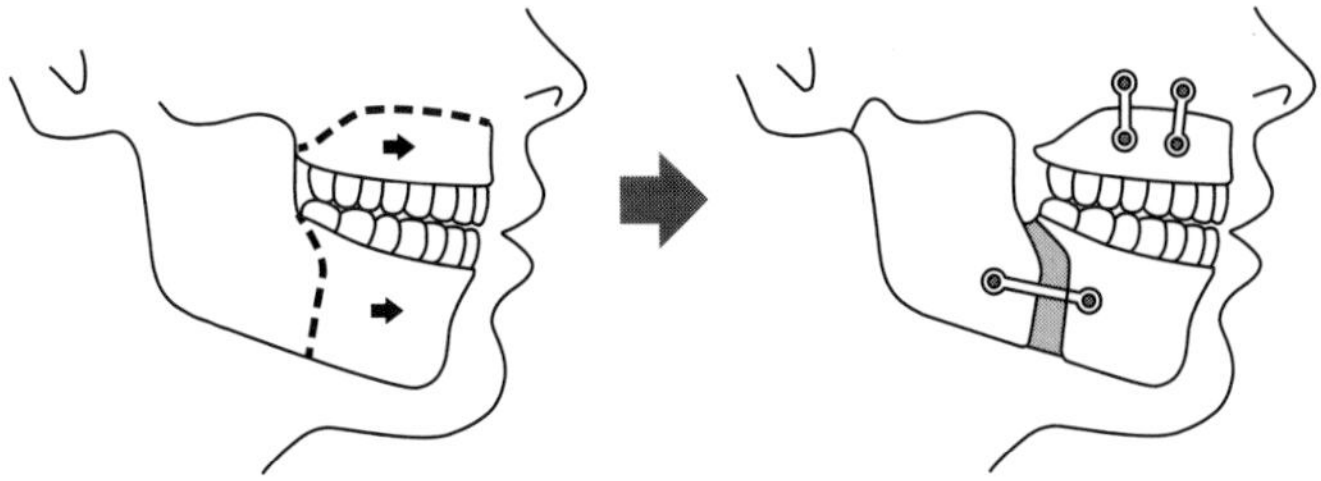

上顎と下顎を破線の部分で切断し、前方に移動して固定します。

下顎の骨を切って全体を前方に移動することで、口の中の容積を拡大し、また喉の奥の組織も前に一緒に動くことで喉を広くすることでＳＡＳの改善が期待できます。非常に大掛かりですが、良い成績も報告されています。ただし、半数近くでかみ合わせが悪くなる副作用が報告されています。口腔外科で十分に適応を見極めてから、有効性があると判断された場合にのみ施行されます。

(4)　体位療法

特に肥満のない型の患者さんでは、横を向くとＳＡＳが軽症になることが多く、こうした患者さんでは、特にマウスピースが使えないような場合に、いろいろ工夫をして横向きに寝ることも勧めています。そうは言っても、寝ている間に、寝る方向を完全にコントロールすることは、ほぼ不可能なので、横向きに寝や

図12　横向きに寝やすくする枕

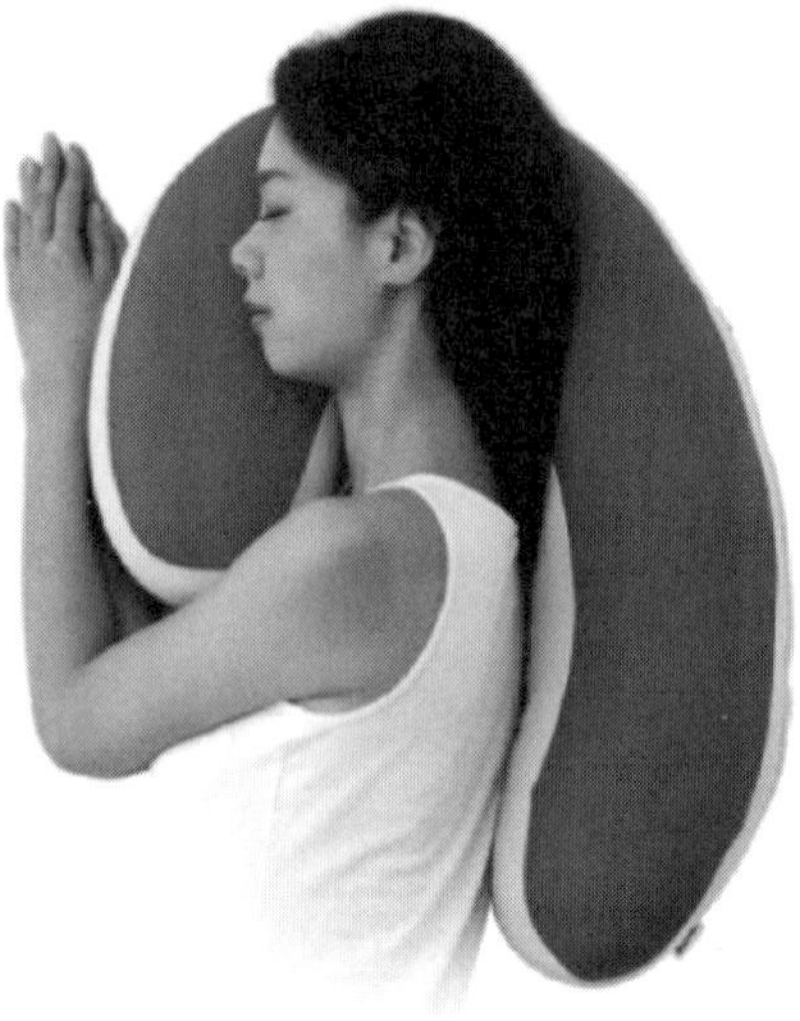

（提供　フランスベッド）

すくするような様々な寝具も開発されています。昔から、背中にテニスボールなどをしょって上に向けないようにして寝る方もいらっしゃいましたが、現在では、特殊な枕をはじめとしていろいろな道具が開発されており、インターネットでも購入可能です。横向きに寝る際に特に注意すべき点として、肩への負担が増さないように、枕にある程度の高さが必要なことが挙げられます。横を向いた際に、頭部と背中が一直線になることが理想ですので、抱き枕のようなものや、両側が高くなり、中央部が低くなっているような枕、あるいは横を向いた時には高くなり上を向いた際には低くなるような枕も開発されています。また、上を向いて寝ると音や振動がして気が付くことができるようにする道具も発売されていますが、このような装置を付けて寝ると、人によっては、かえって不眠になる場合もあるようです。

⑸　鼻チューブ

喉の奥が狭くなるのがＳＡＳですから、喉の奥にチューブを入れて狭くならないようにして寝ればよいわけです。しかし、手術や人工呼吸器治療の際に行うような、硬くて太いチューブを毎晩入れるわけにはいきません。そこで、柔らかくて細めのチューブで、奥に入っていかないように先端にまがった針金が付いたものが販売されています（ナステント®）。人によって、鼻の入り口から喉の入り口までの距離が異なるため、医療機関で必要な長さを測ってもらってから注文す

図13　鼻チューブ

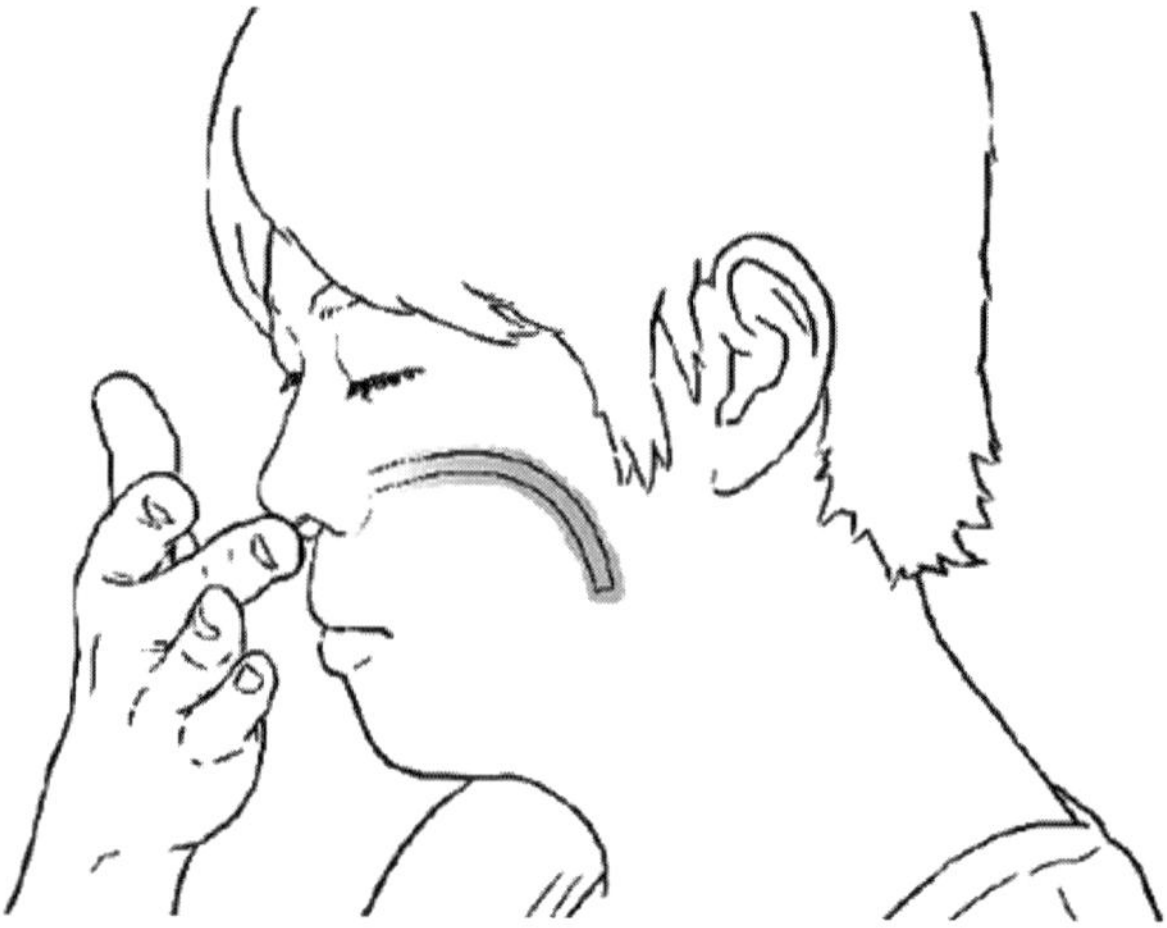

（提供　ナステント）

るようになっています。柔らかいだけに、体格の大きなSASの患者さんでは、チューブがつぶれて効果が弱い印象がありますが、少なくともいびきでお困りの方には有効と考えられます。毎日新しいものを使用することが原則となっています。

⑹　口腔周囲の筋力向上

元来解剖学的に、喉や鼻の奥が狭くなっている方では無効と考えられますが、軽症のSASで、多少とも睡眠中の吸気時にのどが広がれば気道が閉塞を起こさないようなタイプの方では、息を吸う際にのどを広げる役割をする筋肉を鍛える方法も考えられています。あいうべ体操や発声訓練、また、口輪筋や舌筋などの筋力を上げるような体操や刺激も考えられています。こうした体操や訓練は、熱心に行うことで効果を発揮しますが、当然のことですが、訓練を怠ると元に戻ってしまいます。あいうべ体操の具体的方法はインターネットにも多く掲載されていますので御参照下さい。

(7)　口テープ・鼻腔拡大装置

睡眠中に口が開くことは、下顎が後方に移動するため、確かに喉を狭くすることになります。これを防ぐ目的で口にテープを張って口が開かないようにして寝る方も多いようです。口が開くことだけがその方のＳＡＳの原因であれば、効果が期待できますが、鼻や喉の奥の解剖学的異常が主たる問題であったり、肥満が高度な場合などには、鼻で息ができないために開いている口を敢えてふさぐので、全く息ができなくなり苦しくなって夜中に飛び起きることになります。

鼻に貼って鼻腔を開くような装置もあります。鼻のその部分が問題であれば有効と考えられますが、多くの患者さんの問題はそこではないので、一部の方に有効、という程度と考えられます。

(8)　薬物療法

飲み薬を１錠飲むだけで無呼吸がなくなるのであれば、こんなに楽なことはありません。薬物療法としては、いくつかのものが考えられてきました。一つの方法は、アセタゾラミドという薬物で、比較的古くより使われてきました。この薬物は呼吸を促進するため、特に中枢性の無呼吸で有効と考えられます。しかし、長期にこうした薬物を使用することが血液を酸性にしてしまうことで、他の悪影響が出る可能性があり、特に循環器疾患をお持ちの患者さんでは、危険もあると考えられています。他にもいくつかの薬物のＳＡＳへの有効性が検討されています。

従来型の睡眠薬は、一般的に言って閉塞性のＳＡＳを悪化させる方向にもっていくものと考えられています。しかし、元来、あるいはＣＰＡＰの不快感がもとで浅い睡眠になってしまっている結果、十分ＣＰＡＰが使用できない場合などには、一時的に睡眠薬を出してうまくいくこともあります。また、最近発売されたラメルテオン、スボレキサント、レンボレキサントといった薬物は、これまでの薬物で見られがちだった呼吸の抑制がほとんどないことが報告されており[56]、少なくとも中等症までの範囲のＳＡＳには悪影響がないと報告されているため、以上のような目的にも使用しやすいと考えられています。

７　これからの治療法

(1)　舌下神経刺激装置

私たちの舌が前に動くには、舌下神経という神経の一部が興奮して舌筋を動かす必要があります。この神経に電極を巻き付けて、あるいはその近くに電極を埋め込んで胸の皮膚の下に、ちょうどペースメーカーと同じような機器を埋め込んで、胸の運動を胸に埋め込んだ電極で、睡眠中に息を吸おうとする筋肉の動きを検知した時に、舌下神経を刺激する装置がすでに本邦でも認可されています。海外では、特に最初に開発された米国を中心に、２０２１年時点で約１万例以上の使用実績があります。コロナ禍のために、海外からその方法を教える医師が来日することができずに、使用開始が遅れてしまっていますが、２０２２年には実際の患者さんでの使用が本邦でも開始されました。ただし、この方法は、肥満の強い方では有効でないことがわかっており、本邦ではＢＭＩが30以下の方に適応となります。また、非常に重症な方も有効度が低いと考えられます。このような植え込み手術までして治療をしたい患者さんがいるのか、特に日本人では手術を嫌う傾向があるので、実際に使用を希望される方は少ないのではないかと疑問があったのですが、私たちがＣＰＡＰを既に使用されている患者さんにアンケート調査を行った結果、特に若い方を中心に約10～20％の方でご希望でした[57]。埋め込むまでには、睡眠検査、のどの動きを見る検査、埋め込み手術、埋め込みが安定した後に動作を確認する目的など、数回の入院が必要になります。現在の装置では、電池の寿命は約10年程度です。

植え込みはそれなりに大変ですが、いったん植え込んでしまうと、顔や口の中にものを入れたりマスクをつけたりする必要はなく、寝るときにコントローラーを胸に当てて、スイッチを入れるだけなので至極簡便です。朝になるとタイマーでスイッチが切れるので手間いらずです。

(2) 横隔神経刺激装置

閉塞性のＳＡＳではない、中枢性のＳＡＳに対しても電気刺激療法が開始されています。やはりペースメーカーに似た考えですが、この場合は肩の大きな静脈などから電極を挿入し、横隔神経という横隔膜を動かす神経を電気刺激することによって、たとえ呼吸の命令が止まっていたとしても強制的に呼吸をさせます。中枢性の無呼吸は脳疾患、心疾患で生じますが、今後応用範囲も広がっていくと考えられてます。

図13　舌下神経刺激装置

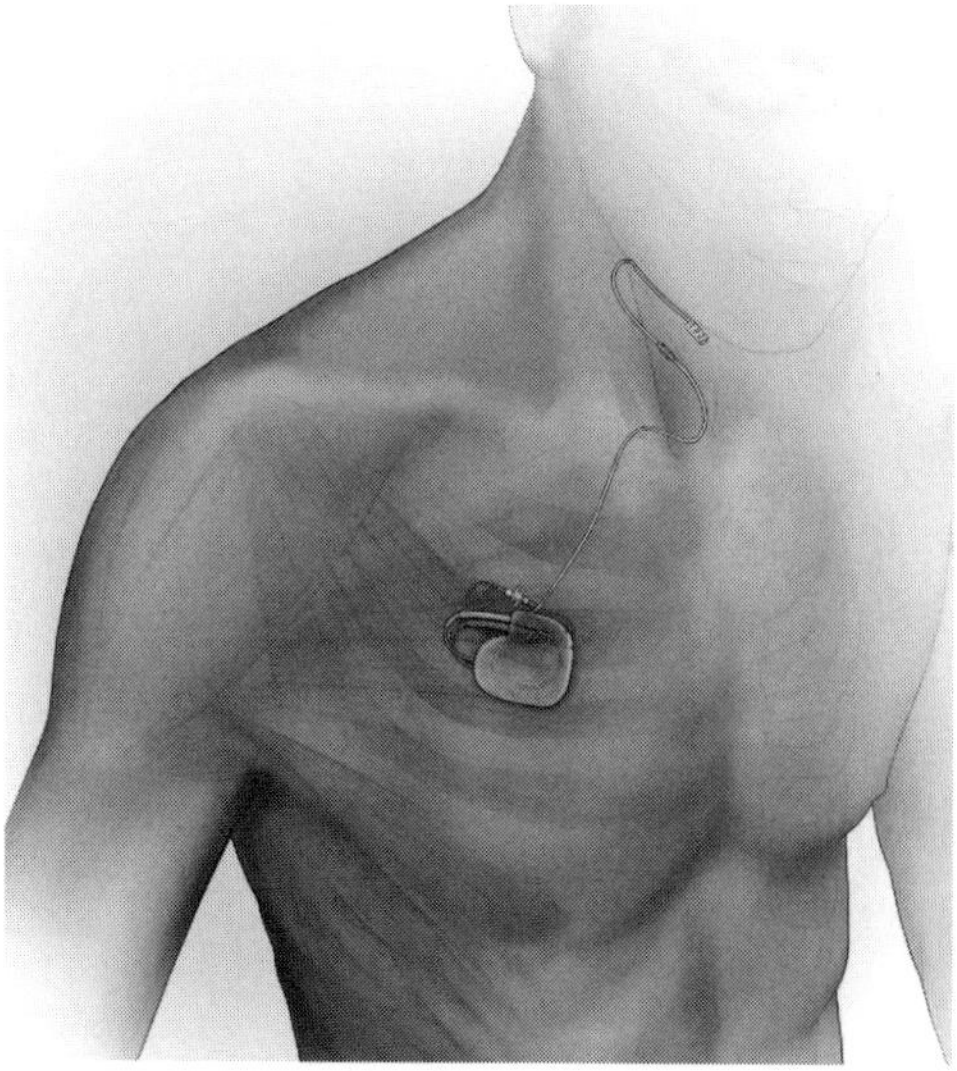

吸気時に電気で刺激して舌を前に動かすことで、喉のつまりを解消する。皮膚の下に埋め込む装置とリモコン。
（提供　Inspire Medical Systems）

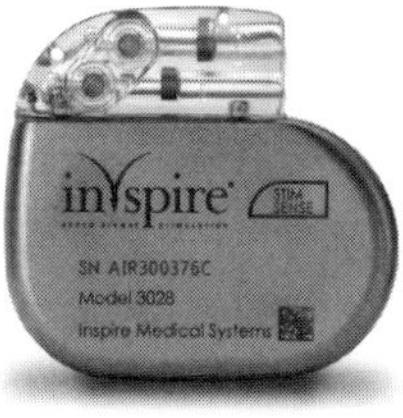

刺激装置本体

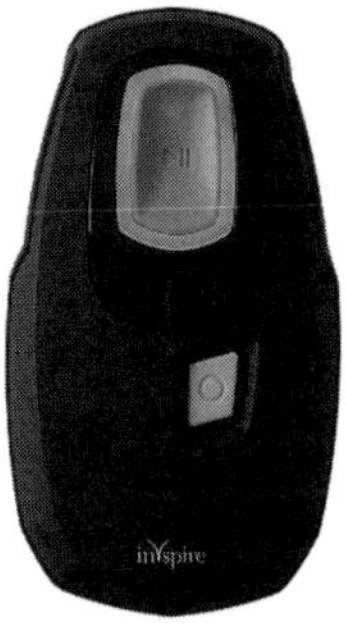

リモコン

第5章

循環器内科医から見たSAS診療のこれから

睡眠時無呼吸症候群（ＳＡＳ）の原因・影響・治療法については、ここまで約40年余りの長い間の数多くの基礎・臨床の研究によって、多くのことがわかってきました。当初は、ＳＡＳによる眠気やのどの狭さをどうするのかに治療の焦点がありましたが、その後内科的疾患との強い関連性に関心が集まり、多くの内科的な臨床研究がなされ、その関連性が証明されてきました。しかしながら、ＳＡＶＥ研究をはじめ、ＣＰＡＰで中等症からやや重症程度の患者さんに治療を行った多くの大規模研究で、ＣＰＡＰを使っても、脳や心臓の疾患は改善しない、といった結果が出てくるようになり、少なくとも中等症までのＳＡＳの内科的疾患に与える影響や治療効果がよくわからなくなってしまいました。一方、現実に臨床を行っていると、治療で血圧が安定する患者さんを見ることも多く、このギャップが何なのか、これが今一番の問題です。ＳＡＳでは、息が止まることで酸素濃度が下がり、二酸化炭素濃度が上がります。このこと自体、体に悪影響を与えることがわかっていますが、どの程度以上の血液中の酸素の低下、あるいは二酸化炭素の上昇が悪いのかは、はっきりしていません。また、呼吸の乱れが頻回の覚醒を引き起こしますが、こうしたことが酸素濃度の低下などと相まって、認知機能を低下させる可能性も多く指摘されていますが、認知症予防にＣＰＡＰなどが確実に有効なのかはまだわかりません。さらに、胸の中の圧力が、のどが詰まって息を吸おうとした際に下がりますが、どの程度下がると良くないのか、あるいは、どの病気に対して良くないのか、といった点はこれからの研究課題です。また、若い方のＳＡＳが与える影響と加齢により増加している高齢者でのＳＡＳの影響が同じかどうかも、重要な問題ですが、現時点でははっきりはしません。また、治療をするのに、どんなタイプの無呼吸患者さんであれば一晩に最低何時間治療を行ったらよいのか、といった個別のこともよくわかりません。

少なくとも、頻回に目が覚めて翌日眠たかったり、夜間に何度もトイレに行ってお困りの方では、治療することに何の問題もありませんが、症状があまりない方の場合、内科的疾患の発生や増悪を止めるのに、何を目安に治療の必要性を判断するかははっきりしていない今、私は内科的に悪いＳＡＳを酸素飽和度の低下を目安に判定しており、また、特に多くの人で酸素飽和度の低下が大きくなる朝方まで、どうやって治療してもらうか、ということを念頭に治療を行っています。こうした治療が正しいのか、あるいはほかの指標の方が重要なのか、などは今後明らかになると思いますが、それまでは以上のような点を考えながら循環器内科的ＳＡＳ診療を続ける必要があると考えています。

２０２３年の3月に日本循環器学会から、「循環器領域における睡眠呼吸障害の診断と治療に関するガイドライン」の改訂版が発行されました。(58) 本書で取り上げた問題を含めて最新の情報が掲載されています。専門的ではありますがご興味がおありな方は日本循環器学会のホームページより無料でダウンロードできますので、ご覧いただければと思います。

おわりに

4半世紀以上、循環器内科医の立場からＳＡＳ診療を行ってきましたが、今もって、その原理、影響、診断方法、治療法など、まだまだわからないことはたくさんあります。循環器内科医として、患者さんに、自覚症状の改善で喜んでいただくとともに、循環器疾患やその他の内科的疾患を予防・改善できることを目指したＳＡＳ診療が重要であると考えます。２０１０年すぎまで、少なくとも中等度以上のＳＡＳは全て治療すべきと考えられていたのですが、２０１５年に報告された心不全患者さんを対象にＳＡＳの治療効果を検討したSERVE-HF研究と２０１６年に報告された心臓や脳の血管に病気がある患者さんで行われたＳＡＶＥ研究では、いずれも患者さんの心臓病などへの良い効果が見られませんでした。このことは、これまで、一般に思われていたほどＳＡＳそしてＳＡＳ治療の影響は単純なものではないことを私たちＳＡＳ医療に携わる循環器内科医に強烈に印象付けました。しかし、これは、私たちに対して、もっとよく考えながら治療をしなさい、という啓示と思っています。重症ＳＡＳ特に高度に酸素飽和度が低下するような循環器疾患に悪影響を与えることは間違いないことと考えられますが、これからも、多くの患者さんの日常診療の中からこうした点の答えを教えていただきながら診療を続けたいと思います。

本書を、長年いろいろ苦労をかけた娘たち美那・春香、そして長年一緒にいてくれた妻晶子にささげます。

55) Sullivan CE. Nasal Positive Airway Pressure and Sleep Apnea. Reflections on an Experimental Method That Became a Therapy. *Am J Respir Crit Care Med* 2018; 198 (5): 581-7.

56) Cheng JY, Filippov G, Moline M, Zammit GK, Bsharat M, Hall N. Respiratory safety of lemborexant in healthy adult and elderly subjects with mild obstructive sleep apnea: A randomized, double-blind, placebo-controlled, crossover study. *J Sleep Res* 2020; 29 (4): e13021.

57) Yamamoto U, Soda S, Fujita K, Sawatari H, Ando S-i. Gender differences in the preference for upper airway stimulation therapy among Japanese patients with obstructive sleep apnea already treated with continuous positive airway pressure. *Sleep and Biological Rhythms* 2020; 18 (4): 313-9.

58) 葛西隆敏．2023 年改訂版　循環器領域における睡眠呼吸障害の診断・治療に関するガイドライン (JCS 2023 Guideline on Diagnosis and Treatment of Sleep Disordered Breathing in Cardiovascular Disease). 2023.

of obstructive sleep apnea and incident coronary heart disease and heart failure: the sleep heart health study. Circulation 2010; 122 (4): 352-60.

47) Cowie MR, Woehrle H, Wegscheider K, et al. Adaptive Servo-Ventilation for Central Sleep Apnea in Systolic Heart Failure. *N Engl J Med* 2015; 373 (12): 1095-105.

48) Tobushi T, Hosokawa K, Abe K, et al. Changes in lung to finger circulation time measured via cardiopulmonary polygraphy in patients with varying types of heart disease. *Heart Vessels* 2020.

49) Zhang SX, Khalyfa A, Wang Y, et al. Sleep fragmentation promotes NADPH oxidase 2-mediated adipose tissue inflammation leading to insulin resistance in mice. *Int J Obes (Lond)* 2014; 38 (4): 619-24.

50) Spiegel K, Leproult R, Van Cauter E. Impact of sleep debt on metabolic and endocrine function. Lancet 1999; 354 (9188): 1435-9.

51) Buxton OM, Pavlova M, Reid EW, Wang W, Simonson DC, Adler GK. Sleep restriction for 1 week reduces insulin sensitivity in healthy men. *Diabetes* 2010; 59 (9): 2126-33.

52) Alnaji A, Law GR, Scott EM. The role of sleep duration in diabetes and glucose control. *Proc Nutr Soc* 2016; 75 (4): 512-20.

53) Shimizu K, Chin K, Nakamura T, et al. Plasma leptin levels and cardiac sympathetic function in patients with obstructive sleep apnoea-hypopnoea syndrome. *Thorax* 2002; 57 (5): 429-34.

54) Momomura S, Akashiba T, Asanoi H, et al. 循環器領域における睡眠呼吸障害の診断・治療に関するガイドライン (Guidelines for Diagnosis and Treatment of Sleep Disordered Breathing in Cardiovascular Disease (JCS 2010)). *Circulation Journal* 2010; 74 (Suppl. II): 964-1051.

(ISAACC study): a randomised controlled trial. *The Lancet Respiratory Medicine* 2020; 8 (4): 359-67.
37) Franklin KA, Nilsson JB, Sahlin C, Naslund U. Sleep apnoea and nocturnal angina. *Lancet* 1995; 345 (April 29): 1085-7.
38) Tamura A, Kawano Y, Ando S, Watanabe T, Kadota J. Association between coronary spastic angina pectoris and obstructive sleep apnea. *J Cardiol* 2010; 56 (2): 240-4.
39) Shiomi T, Guilleminault C, Sasanabe R, et al. Primary pulmonary hypertension with central sleep apnea: sudden death after bilevel positive airway pressure therapy. *Jpn Circ J* 2000; 64 (9): 723-6.
40) Gami AS, Howard DE, Olson EJ, Somers VK. Day-night pattern of sudden death in obstructive sleep apnea. *N Engl J Med* 2005; 352 (12): 1206-14.
41) Gami AS, Olson EJ, Shen WK, et al. Obstructive sleep apnea and the risk of sudden cardiac death: a *longitudinal study of 10,701 adults. Journal of the American College of Cardiology* 2013; 62 (7): 610-6.
42) Zhang M, Li L, Fowler D, et al. Causes of sudden death in patients with obstructive sleep apnea. *J Forensic Sci* 2013; 58 (5): 1171-4.
43) Kerns ES, Kim ED, Meoni LA, et al. Obstructive Sleep Apnea Increases Sudden Cardiac Death in Incident Hemodialysis Patients. *Am J Nephrol* 2018; 48 (2): 147-56.
44) Shiomi T, Guilleminault C, Stoohs R, Schnittger I. Leftward shift of the interventricular septum and pulsus paradoxus in obstructive sleep apnea syndrome. Chest 1991; 100 (4): 894-902.
45) Bradley TD, Floras JS. Sleep apnea and heart failure: Part I: obstructive sleep apnea. *Circulation* 2003; 107 (12): 1671-8.
46) Gottlieb DJ, Yenokyan G, Newman AB, et al. Prospective study

Respir J 2006; 28 (3): 596-602.

30) Yumino D, Tsurumi Y, Takagi A, Suzuki K, Kasanuki H. Impact of obstructive sleep apnea on clinical and angiographic outcomes following percutaneous coronary intervention in patients with acute coronary syndrome. *Am J Cardiol* 2007; 99 (1): 26-30.

31) Won CH, Chun HJ, Chandra SM, Sarinas PS, Chitkara RK, Heidenreich PA. Severe obstructive sleep apnea increases mortality in patients with ischemic heart disease and myocardial injury. *Sleep Breath* 2013; 17 (1): 85-91.

32) Nakashima H, Katayama T, Takagi C, et al. Obstructive sleep apnoea inhibits the recovery of left ventricular function in patients with acute myocardial infarction. *Eur Heart J* 2006; 27 (19): 2317-22.

33) Buchner S, Satzl A, Debl K, et al. Impact of sleep-disordered breathing on myocardial salvage and infarct size in patients with acute myocardial infarction. *European Heart Journal* 2014; 35 (3): 192-9.

34) Peker Y, Glantz H, Eulenburg C, Wegscheider K, Herlitz J, Thunstrom E. Effect of Positive Airway Pressure on Cardiovascular Outcomes in Coronary Artery Disease Patients with Nonsleepy Obstructive Sleep Apnea. The RICCADSA Randomized Controlled Trial. *Am J Respir Crit Care Med* 2016; 194 (5): 613-20.

35) McEvoy RD, Antic NA, Heeley E, et al. CPAP for Prevention of Cardiovascular Events in Obstructive Sleep Apnea. *N Engl J Med* 2016; 375 (10): 919-31.

36) Sánchez-de-la-Torre M, Sánchez-de-la-Torre A, Bertran S, et al. Effect of obstructive sleep apnoea and its treatment with continuous positive airway pressure on the prevalence of cardiovascular events in patients with acute coronary syndrome

21) Sawatari H, Chishaki A, Nishizaka M, et al. Cumulative Hypoxemia During Sleep Predicts Vascular Endothelial Dysfunction in Patients With Sleep-Disordered Breathing. *American Journal of Hypertension* 2016; 29 (4): 458-63.
22) Tilkian AG, Guilleminault C, Schroeder JS, Lehrman KL, Simmons FB, Dement WC. Sleep-induced apnea syndrome. Prevalence of cardiac arrhythmias and their reversal after tracheostomy. *Am J Med*. 1977; 63 (3): 348-58.
23) Kubo M, Kiyohara Y, Ninomiya T, et al. Decreasing incidence of lacunar vs other types of cerebral infarction in a Japanese population. *Neurology* 2006; 66 (10): 1539-44.
24) Ryan S, Taylor CT, McNicholas WT. Selective activation of inflammatory pathways by intermittent hypoxia in obstructive sleep apnea syndrome. *Circulation* 2005; 112 (17): 2660-7.
25) Kato M, Roberts-Thomson P, Phillips BG, et al. Impairment of endothelium-dependent vasodilation of resistance vessels in patients with obstructive sleep apnea. *Circulation* 2000; 102 (21): 2607-10.
26) Yao M, Tachibana N, Okura M, et al. The relationship between sleep-disordered breathing and high-sensitivity C-reactive protein in Japanese men. *Sleep* 2006; 29 (5): 661-5.
27) Jin F, Liu J, Zhang X, et al. Effect of continuous positive airway pressure therapy on inflammatory cytokines and atherosclerosis in patients with obstructive sleep apnea syndrome. *Mol Med Rep* 2017; 16 (5): 6334-9.
28) Kohler M, Stoewhas AC, Ayers L, et al. Effects of continuous positive airway pressure therapy withdrawal in patients with obstructive sleep apnea: a randomized controlled trial. *Am J Respir Crit Care Med* 2011; 184 (10): 1192-9.
29) Peker Y, Carlson J, Hedner J. Increased incidence of coronary artery disease in sleep apnoea: a long-term follow-up. *Eur*

community-based study. Sleep Heart Health Study. *JAMA* 2000; 283 (14): 1829-36.

13) Peppard PE, Young T, Palta M, Skatrud J. Prospective study of the association between sleep-disordered breathing and hypertension. *N Engl J Med* 2000; 342 (19): 1378-84.

14) Marin JM, Agusti A, Villar I, et al. Association between treated and untreated obstructive sleep apnea and risk of hypertension. *JAMA* 2012; 307 (20): 2169-76.

15) Goncalves SC, Martinez D, Gus M, et al. Obstructive sleep apnea and resistant hypertension: a case-control study. *Chest* 2007; 132 (6): 1858-62.

16) Gilmartin GS, Lynch M, Tamisier R, Weiss JW. Chronic intermittent hypoxia in humans during 28 nights results in blood pressure elevation and increased muscle sympathetic nerve activity. *American Journal of Physiology Heart and Circulatory Physiology* 2010; 299 (3): H925-31.

17) Bazzano LA, Khan Z, Reynolds K, He J. Effect of nocturnal nasal continuous positive airway pressure on blood pressure in obstructive sleep apnea. *Hypertension 2007*; 50 (2): 417-23.

18) Haentjens P, Van Meerhaeghe A, Moscariello A, et al. The impact of continuous positive airway pressure on blood pressure in patients with obstructive sleep apnea syndrome: evidence from a meta-analysis of placebo-controlled randomized trials. *Arch Intern Med* 2007; 167 (8): 757-64.

19) Becker HF, Jerrentrup A, Ploch T, et al. Effect of nasal continuous positive airway pressure treatment on blood pressure in patients with obstructive sleep apnea. *Circulation* 2003; 107 (1): 68-73.

20) Iturriaga R, Oyarce MP, Dias ACR. Role of Carotid Body in Intermittent Hypoxia-Related Hypertension. *Curr Hypertens Rep 2017*; 19 (5): 38.

参考文献

1）尾本恵市，ヒトはいかにして生まれたか　遺伝と進化の人類学：講談社 2015；42, 50
2）Peppard PE, Young T, Palta M, Dempsey J, Skatrud J. Longitudinal study of moderate weight change and sleep-disordered breathing. *JAMA : The Journal of the American Medical Association* 2000; 284（23）: 3015-21.
3）高橋和，肥満の病態と治療，2006.
4）Blumer G. The Irish School of Medicine. *Yale J Biol Med.* 1932; 4（6）: 765-78.
5）Aserinsky E, Kleitman N. Regularly occurring periods of eye motility, and concomitant phenomena, during sleep. *Science* 1953; 118（3062）: 273-4.
6）American_Assocition_of_Sleep_Medicine. International Classification of Sleep Disorders. 3rd ed; 2014.
7）Somers VK, Dyken ME, Clary MP, Abboud FM. Sympathetic neural mechanisms in obstructive sleep apnea. *The Journal of clinical investigation* 1995; 96（4）: 1897-904.
8）He J, Kryger MH, Zorick FJ, Conway W, Roth T. Mortality and apnea index in obstructive sleep apnea. Experience in 385 male patients. *Chest* 1988; 94（1）: 9-14.
9）新井康 増山茂，高所トレッキングにおける標準的動脈血酸素飽和度，登山医学 1999；19：53-8.
10）梅村敏．高血圧治療ガイドライン 2019：日本高血圧学会；2019.
11）Kario K. Obstructive sleep apnea syndrome and hypertension: ambulatory blood pressure. *Hypertens Res* 2009; 32（6）: 428-32.
12）Nieto FJ, Young TB, Lind BK, et al. Association of sleep-disordered breathing, sleep apnea, and hypertension in a large

「KUP医学ライブラリ」創刊の辞

九州大学出版会は一九七五年に広島から沖縄に至る国公私立大学共同の学術出版会として発足し、地域の研究者や読者の皆様に支えていただきながら活動を続けてまいりました。二〇一五年に創立四〇年の節目を迎えることができましたのも、ひとえに関係各位のご支援の賜と感謝申し上げます。そうした長年に亘るご支援にお応えすべく、このほど「KUP医学ライブラリ」を創刊することといたしました。

今日、医療技術の進歩は目覚ましく、さまざまな疾病の早期発見が可能となり、治療においてもより速やかで身体への負担の少ない方法が確立されつつあります。また、超高齢社会の到来を受けて、健康寿命という概念が提唱されています。各年齢段階において、身体面・精神面などにおいていかにふさわしく年齢を重ねていくかということが問われていると言えます。

健康であるとは、単に病気にかかっていない状態を言うものではありません。年齢段階に応じてつねに心身に気を配り、自覚症状が現れる前に対策を練ることが病気を遠ざけ、健康に生きることにつながります。

本ライブラリは、おもに医学部や大学病院における最先端の基礎・臨床研究や診断・治療例をもとに、医学と健康に関する正確な知識と最新の情報を分かりやすく解説するものです。健やかで明るい人生を過ごすための一助として本ライブラリを手に取っていただけますなら幸いです。

二〇一七年四月

九州大学出版会理事長　五十川直行

著者紹介

安藤　眞一（あんどう・しんいち）

1956年生まれ。福岡県立筑紫丘高校卒業。一橋大学経済学部に入学するも医学の道を志し、1986年九州大学医学部卒業。同年九州大学循環器内科に入局。医学博士取得後1994年からカナダ、トロント大学に留学し、ジョン・S・フローラス教授の下で睡眠時無呼吸症候群の循環器疾患に与える影響について研究。帰国後、九州大学循環器内科を経て1998年に福岡県済生会二日市病院循環器科部長に就任し、循環器疾患の救急医療を行うとともに、睡眠時無呼吸症候群の診療も開始。その後、副院長を経て、2011年に九州大学病院睡眠時無呼吸センター長・特任教授に就任し、睡眠時無呼吸症候群をはじめとする睡眠障害の診療や研究に従事。2022年から現職の福岡県済生会二日市病院に睡眠医療センターを創設し、そのセンター長として睡眠時無呼吸だけでなく、広く睡眠障害の診療を行っている。この間、2010年に日本循環器学会発行の循環器領域における睡眠呼吸障害の診断・治療に関するガイドライン作成、および上記ガイドラインの2023年の改訂版作成に班員として参加した。

KUP医学ライブラリ　3

隣に寝ている人、息が止まっているけど大丈夫？
循環器内科医が語る睡眠時無呼吸症候群（SAS）の話

2023年11月10日　初版発行

著者　安藤眞一

発行者　清水和裕

発行所　一般財団法人　九州大学出版会

〒819-0385 福岡市西区元岡744
九州大学パブリック4号館302号室
電話　092-836-8256
URL　https://kup.or.jp/

印刷・製本　シナノ書籍印刷（株）

ISBN978-4-7985-0355-4